惨事ストレスとは何か
──救援者の心を守るために

松井 豊
Yutaka Matsui

河出書房新社

はじめに

　この本では、見知らぬ人を救えなかったと苦しむ消防職員や、被災者からの罵声に耐えながら被災者を支え続けた公務員が体験したストレスを説明し、そのケアのあり方を紹介しています。様々な災害や事故で、人を支えている人たちも、同じ人間として苦しむことがあることを、広く知っていただきたくて、この本をまとめました。

　2011年3月11日発災した東日本大震災や2005年4月25日に起きたJR福知山線の脱線事故など、大規模な災害や事故に遭遇すると、どんなに鍛えられた人でも心に傷を負うことがあります。こうした心の傷は、「惨事ストレス」と呼ばれています。惨事ストレスは、当初は消防職員や自衛隊員などの災害時に救援活動に携わる専門職の人々に生じるストレスと見られていました。しかし、なかにはたまたま事故に遭遇して救助をしたために、心の傷を長く残した一般市民もいます。また、インターネットの残虐な映像や性的映像をチェックしているうちに、大きなストレスを感じた人もいます。本書では、こうした人々が被るストレスも惨事ストレスの枠のなかでとらえ、惨事ストレスの実態や対策のあり方を論じます。

　惨事ストレスに関して正しく理解していただき、個人や組織が惨事ストレスに対する有効な対策をとっていただくことを願って本書を書きました。

　外傷性ストレスに関心を持つ学生やカウンセラーの方、災害時に救援や支援を行われる多くの方や、災害や事故後の企業活動の継続を目指す事業継続計画（Business Continuity Planning, BCP）を立案されている方にも、読んでいただければと願っております。

　本書では、多くのエピソードや事例を紹介しています。そのうち手記などで公表されているものは、出典を明記し、できるだけ正確に記してあります。

一方、一部のエピソードは私がこれまでかかわってきた消防職員への危機介入や、東日本大震災における消防職員や看護職員への支援活動における体験に基づいています。これらのエピソードは正確に記載してしまうと、いずれも実際に体験した方や周囲の方が読めば、誰の体験かがわかってしまう内容です。また、危機介入では同じ人に繰り返し会わないという原則（単回介入の原則）があります。この原則に沿うと、お話を聞かせていただいた方を後日捜して、掲載許可を得ることが難しいという事情もあります。そのため、本書では、これらのエピソードの細部を改変したり、複数の類似エピソードを合成して記載しています。出典を明記していないエピソードは、すべて脚色されていることを、ご了承ください。

　本書では、様々な職種に共通した惨事ストレスの基本的な特徴を、定義（第1章）、原因（第2章）、症状と経過（第3章）、個人が行うケア（第4章）、組織が行う対策（第5章）に分けて説明します。次に、広域災害時の惨事ストレスとその対策を述べます（第6章）。本書では消防職員の惨事ストレスを中心に紹介していますが、第7章では、看護職員と一般公務員に特有な惨事ストレスについて説明しています。他の職種に関しては、それぞれの職種で支援活動をしている方にコラムで、支援のあり方などを紹介していただいています。

　本書から、惨事ストレスの実態や対策を理解していただき、これから起こりうる災害に備えていただければ、幸いです。

惨事ストレスとは何か──救援者の心を守るために
　　目　次

はじめに　*1*

第1章　惨事ストレスとは何か　*9*

第1節　惨事ストレスとは　*10*
惨事ストレスは意訳　*10*
惨事ストレスの定義　*10*
惨事ストレス被害者は広く　*11*
「惨事」は小さな事件でも　*14*
惨事の種類と惨事ストレスの範囲　*15*

第2節　惨事ストレスの捉え方　*16*
ストレスのバケツモデル　*16*
ストレス反応やストレス障害を防ぐ方法　*17*
レジリエンス　*18*
■コラム1　バイスタンダーの惨事ストレス（岡野谷　純）　*19*

第3節　惨事ストレスに含まれる病気　*23*
ストレスから身体の不調が　*23*
PTSDは1カ月以降　*24*
うつや燃え尽きも　*25*

第4節　惨事ストレスの研究史　*26*
ストレス研究の理論史　*26*
惨事ストレスに関する主な研究　*27*
ベトナム戦争と性暴力がきっかけに　*30*
元消防職員が「惨事ストレス対策」を提唱　*30*
日本における惨事ストレス研究　*31*
■コラム2　戦争による惨事ストレスと映画（松井　豊）　*34*

第2章　惨事ストレスの原因　*37*

第1節　救援対象の特徴　*38*
子どもの死傷はつらい　*38*

第2節　ストレスになる活動状況　*40*
身の危険を感じるとき　*40*
パワハラ　*41*
同僚の殉職は重い　*42*
テロの影響は長く続く　*44*
地下鉄サリン事件の影響　*45*

第3節　活動後のストレスになる状況　*46*
マスコミの取材や報道に注意　*46*

世間の支持　47
組織の支持　48

第3章　惨事ストレスの症状と経過　51

第1節　急性ストレス障害の症状　51
惨事との遭遇　51
侵入症状　52
再体験症状　55
苦痛や生理的反応　56
感情体験の変化　57
現実感の消失　57
注意の減弱と時間感覚の変容　58
記憶を失う　59
麻痺と孤立　60
避ける　61
興奮状態が続く　62
怒りっぽくなる　62
休めなくなる　63
時間の条件と除外規定　64
苦痛と機能障害　65

第2節　惨事ストレスの時間経過　66
被災時のストレス症状が長引くとき　66
遅れて現れるストレス　68
管理職のストレスが遅発するのは　69
総務職の遅発性ストレス　70
A時点とB時点はいつ　71

第3節　惨事ストレスの構造　72
意外な調査結果　73
ストレスの累積　74
ストレスの再燃　75
惨事ストレスの構造　76
■コラム3　IES-R-Jとは（松井　豊）　77

第4章　個人で行う惨事ストレスのケア　81

第1節　一人で行うセルフケア　81
アルコールやタバコに頼らず休養を　81
呼吸によるリラクセーション　82
マインドフルネス　83
臨床動作法　83
お風呂でリラックス　85
趣味・レクリエーションは広く　85
急に運動の負荷を上げる人は　86
惨事の記憶は消えない　87

限界を自覚する　*87*
ちょっといい加減になる　*88*
成長への希望を持つ　*89*
感情の発散　*90*
日々の喜びを少しずつ取り戻す　*91*

第2節　人とのかかわりによるストレスケア　*92*
家族を遠ざけないで　*92*
仲間との会話　*94*
だるまストーブを囲んだミーティング　*94*
対人関係の修正は慎重に　*95*

第5章　組織が行う惨事ストレス対策　*97*

第1節　組織が事前および活動中に行う対策　*97*
事前教育　*97*
活動中の予防的対策　*99*
現場で行うケア　*100*
ふだんの様子からリスクを見る　*102*
現場の様子と職場に戻ってからの様子も　*103*
食事・水分補給・休憩は「必要な仕事」　*104*

第2節　組織が活動後に行う対策　*105*
引き継ぎ支援　*105*
活動直後のミーティング　*106*
１次ミーティングは７人まで　*107*
１次ミーティングの導入　*107*
１次ミーティングのルールの説明　*108*
事実を共有する　*109*
現在の状態に共感する　*110*
体験談を聞くことの効果　*111*
今後のことを説明する　*112*
１次ミーティングが終わると　*112*
休息の確保　*113*
２次ミーティング（デブリーフィング）　*113*
フォローアップの仕方　*114*
専門機関に受診する　*115*
本人が受診したがらない場合には　*116*
家族に対する支援　*117*
総務省消防庁の緊急時メンタルサポートチーム　*118*
■コラム4　グループ・ミーティングの有効性について（松井　豊）　*119*
■コラム5　惨事ストレスの（精神医学的）治療（増茂　尚志）　*125*

第6章　広域災害時の惨事ストレスと対策　*133*

第1節　被災した消防職員の惨事ストレス　*133*
被災本部は業務多忙　*134*

怒りの蔓延　*136*
　　東日本大震災に特徴的に現れた問題　*137*
　　下方比較　*138*
　　サバイバーズ・ギルト　*139*
　　被災した消防職員のストレス状態　*140*
　　広域災害被災時にはまずトップが支援表明を　*141*
　　亜急性期以降は　*143*

　第2節　派遣された消防職員のストレス　*144*
　　東日本大震災で派遣された職員はストレスが低め　*144*
　　被災者からの感謝が支えに　*144*
　　家族へ情報提供を　*146*
　　家族の不安に気づく　*147*
　　悲惨な現場から帰ったら、1日のクッションを　*148*
　　派遣されなかった職員にも配慮を　*149*
　　不充分な活動に終わった職員への配慮も　*149*
　　■コラム6　被災地における外部からの心理臨床（松井　豊）　*151*

第7章　様々な職種の惨事ストレス　*157*

　第1節　看護職員の惨事ストレス　*157*
　　看護職員特有のストレッサー　*157*
　　被災看護職員が感じる不安　*159*
　　職員の役割と家族の役割　*160*
　　看護職員は強い惨事ストレスを示しやすい　*161*

　第2節　一般公務員の惨事ストレス　*162*
　　公僕意識の強さ　*163*
　　厳しい遺体関連業務　*163*
　　被災住民への共感　*165*
　　住民からの怒り　*165*
　　延々と続く業務多忙　*167*
　　誇りを支える　*168*
　　■コラム7　保育者の惨事ストレス（佐々木　美恵）　*169*
　　■コラム8　ジャーナリストの惨事ストレス（福岡　欣治）　*173*
　　■コラム9　警察における惨事ストレス対策（藤代　富広）　*176*
　　■コラム10　陸上自衛隊における惨事ストレス対策（脇　文子）　*178*

おわりに　*182*
引用文献　*184*
索引　*195*

惨事ストレスとは何か
──救援者の心を守るために

第1章　惨事ストレスとは何か

　2011年3月11日に発災した東北地方太平洋沖地震（以下「東日本大震災」と表記）の2週間後に、惨事ストレスに関する記事がネットニュースに出ました。それは災害現場で活躍する消防職員や自衛隊員のストレスではなく、テレビ局員のストレスでした。さらに不思議なことに、その局員は現場で取材活動をした方ではなかったのです。

事例1−1

「実はテレビ局内でもPTSDが問題視されているんですよ……。取材した映像素材の中には、多数のご遺体など悲惨さを極めた映像もあります。東京で編集するスタッフの間に体調不良を訴える者が出ています。大きなモニターでよく確認すると津波に流された方が映っている。車の中から助けを求めている人が映っていても、どうすることもできなかった思いにショックを受け、編集業務から外れた女性スタッフもいます」（MSN.産経ニュース　2011.3.28）

　東日本大震災が発災した直後には、マスメディアは被災地の様子をあまり編集せずに流していました。しかし、津波に巻き込まれた車にはドライバーやその家族が残され、流されていく船舶には操舵者が乗っていました。また、

第1章　惨事ストレスとは何か　*9*

多くの人々が徒歩の避難中に、津波にのみ込まれていきました。こうした人々の映像を流さないようにするために、東京の局内で映像を見続けている方たちに、強いストレスが見られたのです。

　虐待を受けたお子さんやつらい目に遭った方に心の傷が残ることは、現在よく知られていますが、災害の悲惨な映像を見続ける人も、心に深い傷を負います。こうした心の傷は、「惨事ストレス」と呼ばれています。

第1節　惨事ストレスとは

惨事ストレスは意訳

　惨事ストレスは "Critical Incident Stress（CIS）" という言葉の訳です。"Critical" という言葉は多くの科学領域で「臨界」と訳されています。たとえば原子力関係では、"Critical state" は「臨界状態」と訳されますし、心理学で "Critical period" は「臨界期」と訳されます。ですから、CISは本当は「臨界事態ストレス」と訳すほうが正しいことになります。実際にCISは「臨界事態ストレス」とか「非常事態ストレス」とも訳されてきました（ミッチェル・エヴァリー，2002など）。

　しかし、1996年頃から惨事ストレスの研究を進めてきた故村井健祐日本大学教授と東京消防庁の有志が、CISの意味を汲んで「惨事ストレス」と意訳しました（加藤，2017c；村井，1996）。東日本大震災以降、惨事ストレスの名称が新聞でも広く使われるようになりました（堀,2013）。そこで本書でも、CISを「惨事ストレス」と訳して使っています。

惨事ストレスの定義

　惨事ストレスの定義は一定していません。最近では多くの方が目や耳にされている「PTSD（Post Traumatic Stress Disorder）」という言葉は、学問的に定義や診断基準が明確な精神医学用語です。一方、惨事ストレスはいわばニックネームで、正式な病名ではありません。

惨事ストレスの考え方を提唱したミッチェルは、惨事ストレスを「通常の対処行動機制がうまく働かないような問題や脅威（惨事）に直面した人か、惨事の様子を見聞きした人に生じるストレス反応」と定義しています（Mitchell,J.T. & Everly,G.S., 2000など）。惨事の例としては、殺人、レイプ、強盗、暴行、テロ、拷問、人災、自然災害などをあげています。この定義はややわかりにくいので、私は「惨事に直面したり目撃したりしたときやその後になって起こる、外傷性ストレス反応」と定義しています。

　ただし、この定義はあまり一般的な定義ではありません。一般的には惨事ストレスは、消防職員や自衛隊員などの職業的に災害時に活動する人たち（職業的災害救援者とも呼ばれます）が被るストレスと理解されています（加藤，2001など）。これは惨事ストレスの考えを提唱したミッチェル自身が消防職員であり、消防への臨床的適用を目指したことが一因であると考えられます。しかし、惨事ストレスを職業的災害救援者に限定してしまうと、冒頭であげたテレビ局員のストレスは、惨事ストレスにならないことになります。

惨事ストレス被害者は広く

　惨事ストレスを被る可能性がある方を、惨事ストレスの被害者と言いますが、惨事ストレスの被害者は、表1-1のように分類されます。

　1次被害者は惨事に直接触れた人たちで、災害の被災者や事件や事故の被害者にあたります。1次被害者の場合には惨事ストレスとは呼ばず、「被災ストレス」や「外傷性ストレス」と呼ぶことが多いようです。1.5次被害者は、被害者・被災者のご家族やご遺族、保護者の方で、1次被害者にもなりうるし、2次被害者にもなりうるため、比喩的に1.5次被害者と記載しています。たとえば、犯罪被害に遭った被害者のご家族やご遺族が心にどれほど傷を負うかについては、国内でも丁寧な研究で明らかにされています（大和田，2003など）。

　2次被害者は、直接的な被害を受けていないにもかかわらず、惨事や被害者を目撃して、心に傷を負った人を指します。2次被害者として最もよく知

表1-1 **惨事ストレスを受ける人（被害者になりえる人）**

1次被害者
　　被害者・被災者
1.5次被害者
　　被害者や被災者の家族・保護者・遺族
2次被害者
　　職業的災害救援者　　　　　　　…消防職員、警察官、自衛隊員、
　　　　　　　　　　　　　　　　　　海上保安官
　　災害時に救援することが多い職業　…医師、看護師、カウンセラー、
　　　　　　　　　　　　　　　　　　教師、保育者、一般公務員
　　職業とは無関係に救援　　　　　　…災害ボランティア、消防団員、
　　　　　　　　　　　　　　　　　　バイスタンダー
　　惨事を目撃しやすい職業　　　　　…報道関係者
3次被害者
　　報道で衝撃を受けた地域住民など

られているのは、消防職員、警察官、自衛隊員、海上保安官などの、職業的災害救援者です。職業的災害救援者は、職務上で惨事に遭うことが予期されています。そのため、惨事ストレスの主な研究対象となっており、惨事ストレスケアのための体制も整ってきました。

　しかし、惨事ストレスの研究が進むにつれて、職業的災害救援者以外の人も、惨事ストレスを受けることが明らかになってきました。災害時に人を助ける立場になりやすい職業として、医師、看護師、カウンセラー、教師、保育士や幼稚園教諭などの保育者、一般公務員があげられます。これらの職業の人が災害に遭ったときには、自分自身のケアだけでなく、被災者への支援や治療を行います。むしろ「患者様が優先」や「お子さんを護らなければ」というように、被災者を優先する意識が強く働きます。このため、本人の自覚もないままに惨事ストレスが溜まっていく傾向も見られます。また気がつかれにくいことですが、大きな災害の被災地では、一般公務員の方にも惨事ストレスが生じることもわかってきました。本書では、第7章で看護職員と一般公務員の惨事ストレスについて、説明します。

また、職業とは無関係なのですが、惨事ストレスを受けやすい人々として、災害ボランティア、消防団員、バイスタンダーがあげられます。災害ボランティアの惨事ストレスに関する研究はあまり多くはありませんが、東日本大震災では惨事ストレスを受けたボランティアたちに多く出会いました。
「バイスタンダー」にはいろいろな意味がありますが、ここでは医療現場などで用いられている「事件や事故現場で救命措置などを行った一般市民」を意味します。バイスタンダーの惨事ストレスは、悲惨な現場や生死の境にいる方に遭うことによってのみ起こるのではありません。活動中に救命士から邪魔扱いをされたり、活動後に措置をした方が亡くなったり、相手に後遺症が残ったことを知って、「自分が措置をしたから、あの人は助からなかったのではないか」などという思いに囚われた場合に、生じやすくなります（田島ほか，2013）。バイスタンダーの惨事ストレスについては、コラム1で説明されています。
　ジャーナリストの惨事ストレスについては、第1章冒頭でエピソードを紹介しましたが、コラム8で詳細に説明されています。
　惨事ストレスの被害者で気づかれにくいのが、事件や事故の報道に接した一般市民（3次被害者）です。Shusterら（2001）は、9.11アメリカ同時多発テロの5日後に、全米の家庭に電話調査をしましたが、一般市民の90％に何らかのストレス反応が見られたと報告しています。松井・俞（2011）は、東日本大震災の6カ月後に、南関東に居住する市民を対象にウェッブ調査を実施しました。外傷性ストレスを測定する尺度（IES-R-J）を用いて（この尺度については、コラム3で説明します）、惨事ストレスのリスクの高い人の割合を調べたところ、全回答者783名のうち14％の人が、PTSDの症状を示しているハイリスク者であることが明らかになりました。これらのハイリスク者の中には、3次被害者が含まれているものと考えられます。被災の報道を見るだけでも、ストレスを受けることがあるのです。
　以上のように、惨事ストレスは職業的災害救援者以外の人にも生じているため、本書では惨事ストレスを職業的災害救援者に限定する狭義の定義では

第1章　惨事ストレスとは何か　13

なく、被害者を広く扱う上記の定義に基づいて、説明していきます。

「惨事」は小さな事件でも

　惨事ストレスという言葉を聞くと、震災や大事故などの規模の大きな災害がイメージされがちです。しかし、惨事ストレスでいう「惨事」とは、震災や大事故のような大規模災害だけではありません。ちょっとしたトラブルでも、そこで活動した人やその光景を見た人が、強い心理的衝撃を受ければ、「惨事」と見なします。

　一つ例をあげましょう。この例は、関係者の方が本部名などを公表して学会発表をされていますが、被害者のプライバシーを考慮して一部脚色をしてあります。

事例1-2

　ある救急隊員の経験です。繁華街の店から依頼があり、酔客を病院に搬送することになりました。この酔客を救急車に乗せようとしたとき、酔客が嘔吐し、救急隊員の顔にかかりました。このとき隊員はマスクはしていましたが、感染を防ぐ防護眼鏡をしていませんでした。吐瀉物を処理し、顔を洗って、酔客を病院に運びました。が、次の任務に向かっている途中で、救急車の無線が鳴りました。酔客を受け入れた病院からの緊急連絡です。「先ほど受け入れた患者さんですが、HIVの簡易検査で疑陽性が出ました」と。防護眼鏡をしていなかった隊員はそのまま入院となりました。入院中は、HIVの特効薬を処方されながら、正式の検査結果を待ちました。幸いなことに、1週間後に酔客の正式検査で陰性（HIVに罹患していないこと）という結果が出ました。しかし、この隊員や隊長に強いストレスが見られました。

　この事例は、マスメディアが取り上げるような大規模災害ではありません。多くの死者が出るような事故でもありません。しかし、かかわった方には深刻な衝撃を与えた事件でした。この事例のように、大規模災害でなくても、

当事者に強い衝撃を与える事案を、イギリス海軍で惨事ストレスケアを行っているグリーンバーグ氏（Neil Greenberg）は、重大事案（significant event）と呼んでいます（私信）。

惨事の種類と惨事ストレスの範囲

　このような惨事ストレスにおける「惨事」の捉え方を図に示したのが、図1-1です。図の左側がストレスの原因であるストレッサー（stressor）で、右側がストレスの結果であるストレス反応を示します。

　第1のストレッサーは「家庭や友人関係」などで、これは業務とかかわりのない日常的なストレスになります。消防組織で相談業務やカウンセリングをしている人の話ですと、消防職員の場合には、この相談が最も多いそうです。若い人は「結婚や恋愛」の相談が多く、年配の人は「定年後の人生設計」の相談が多いそうです。これはどの職種でも同じではないでしょうか。これらは日常ストレスと呼ばれ、誰でも体験しうるストレスです。

　第2のストレッサーは「日常的業務」にかかわるもので、図には事務や訓練、指導などの例をあげてありますが、消防組織で最も多いのは「職場内の人間関係」の相談とのことでした。これらのストレッサーは業務にかかわる日常的ストレスです。

　第3のストレッサーは「小規模な惨事との接触を伴う活動」で、これがグリーンバーグ氏の言う「重大事案」にあたります。

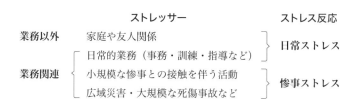

図1-1　**惨事ストレスと日常ストレスの区別**

(松井, 2005)

第4のストレッサーは、「広域災害・大規模な死傷事故など」の大惨事です。第3のストレッサーと第4のストレッサーが引き起こすストレス反応を惨事ストレスと呼んでいます。

　また、業務にかかわることに起因する第2・第3・第4のストレスは、職務ストレスと呼ばれることもあります。

第2節　惨事ストレスの捉え方

ストレスのバケツモデル

　惨事ストレスを含む「ストレス」には様々な捉え方がありますが、惨事ストレスを理解するには、図1−2のようなバケツモデルが便利です。

　こころの中に2つのバケツがあるとイメージしてください。ストレスは水で表してあります。ストレスを受けることは、右上の蛇口から水が流れることで示しています。ストレスが少なければ、水は自然に蒸発して、右上のバケツから溢れることはありません。しかし、ストレスが大きいと、バケツから水が溢れることがあります。これがストレス反応（stress response, stress reaction）です。

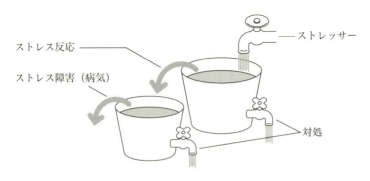

図1-2　ストレスのバケツモデル

図の右上の蛇口は、ストレスの原因であるストレッサーを表しています。この図では、1つのストレッサーしか描いていませんが、実際には仕事の蛇口（ストレッサー）、家庭の蛇口（ストレッサー）など、複数の蛇口があります。家庭のストレス（水）があまり溜まっていなければ、仕事で多くのストレスがかかっても（蛇口から水が出ても）、ストレス反応が出にくい（水が溢れない）ことがわかります。逆に、ふだんから家庭のストレスが溜まっていれば、仕事のストレスがわずかでも、ストレス反応が出る（水が溢れる）ことになります。

　ただし、ストレス反応が見られたからといって、すぐに「こころの病気である」とは言えません。右のバケツに水が溜まりすぎると、左下のバケツに水が溜まり、バケツから水が溢れます。この左下のバケツから水が溢れた状態が、ストレスの病気、つまりストレス障害（stress disorder）と捉えられます。

　しかし、私たちはストレス（水）が溜まってくると、いつもストレス反応やストレス障害を起こすわけではありません。何らかの方法で、ストレスが溜まらないように試みます。この試みを、対処（コーピング）と言います。図では右下の小さな蛇口で示しています。障害を防ぐための左側の蛇口（対処）には、組織的なストレスケアやストレスの自分でのケア（セルフケア）などを含んでいます。

ストレス反応やストレス障害を防ぐ方法

　このモデルに沿ってみると、ストレス障害を防ぐためには、3つの方法があることがわかります。

　第1は、バケツに水が入らない（ストレスを受けない）ようにすることです。仙人のような生活をすればストレスのない生活が可能になるでしょうか。しかし、表1-1にあげた惨事ストレスの被害者になりうる人々には、ストレスの全くない生活を送ることは無理でしょう。

　第2は、バケツを大きくすることです。消防職員のストレス研究を見ると、1～2割前後全くストレスを感じない人がいます（消防職員の現場活動に係

第1章　惨事ストレスとは何か　*17*

るストレス対策研究会，2003など）。言いかえれば、訓練をきちんとしている消防職員であっても、8割以上の人は何らかのストレス反応を示しているのです。

第3は、対処（コーピング）をうまく行うことです。対処は二段階に分けて捉えられます。第1は、図の右上にある蛇口のように、ストレス反応そのものを起こさないための対処です。第2は、図の下の方にある蛇口のように、ストレス反応が起きても、病気（障害）にならないようにするための対処です。

レジリエンス

第2の方法としてあげたバケツを大きくすることに関連する考えには、レジリエンス（resilience）という考えがあります。レジリエンスは、「ストレッサーにさらされても心理的な健康状態を維持する力」などと定義されます。復元力とか回復力と訳されることもあります。レジリエンスはストレスと同様に、元々は物理学の用語でしたが、現在では心理学や社会学、防災の分野でも使われています。

レジリエンスの捉え方は多様ですが、ストレス反応が生じないという「1次的レジリエンス」と、ストレス反応が生じてもそれをうまく低めることができるという「2次的レジリエンス」に分ける捉え方があります（齊藤・岡安，2009など）。この捉え方に従うと、最初のバケツの大きさと蛇口（対処）が1次的レジリエンスに相当し、2つ目のバケツの蛇口（対処）が、2次的レジリエンスに相当します。

レジリエンスを強くする方法については、まだ多くの議論が出ています（岡野，2009など）が、本書では第4章と第5章で個人や組織が行える対処について、説明します。

18

■コラム1

バイスタンダーの惨事ストレス

バイスタンダー（bystander）の意味

　バイスタンダーとは、何らかの出来事に偶然居合わせた「傍観者」、或いは「見物人」を指す言葉です。一般社会の中で突然に発生する緊急時、たとえば交通事故や心臓発作、脳卒中などの現場に偶然に遭遇した市民もバイスタンダーとなります。

　心肺停止状態の人に心肺蘇生法（CPR）を施すことがあります。医学的には「バイスタンダー（により）CPRが実施された」と表現しますが（Herlitz, et al., 1994; Stiell, et al., 2004; American Heart Association, 2005）、日本国内では「応急手当を申し出た人」をとくに「バイスタンダー」と呼ぶこともあります。

　日常生活の中で度々起こる事故や事件ですが、遭遇したバイスタンダーにとっては「大きな災害」となることがあります。たとえば、交通事故に遭った人が自分の家族であったり、社内で突然、同僚が心臓発作を起こすこともあります。街中で、故意に殺傷事件を起こした人物に出くわすこともあるかもしれません。

　本書が対象としている「災害救援者」とは、主に自然災害や大規模事故において、職務として現場に出動するプロフェッショナル、つまり消防職員や警察官、自衛隊員、海上保安官など、また救命活動に従事する医師・看護師などですが、一般社会の中で救援を申し出るのは居合わせた市民であり、これらの出来事は、すべて顕著なストレッサーとなり得ます。

バイスタンダーの惨事ストレス

　プロフェッショナルではない一般市民が、日常生活の中で突然の緊急時に遭遇した際に受ける最も大きなストレッサーは、目の当たりにした壮絶な状況でしょう。倒れた人が重症・重傷であったり、不条理な理由、倒れた人との関係の濃さも要因となります。そんな状況下で、過去に習ったスキルを駆使して、人命を救う活動をすることも大きなストレッサーとなります（岡野谷ほか, 2007）。

　居合わせたバイスタンダーが医療職や救急隊員などであっても同様で、実はその場での生活モードは市民なのです。制服を着ていない、職務でなら当然するはずの感染防止ができない、必要な資器材も揃っていない状況で作業をしなければなりません。さらに「職務上、失敗できない」「自分の立場を知られたくない」などのプレッ

シャーもあり、ストレスが高くなるようです。

　もちろん、バイスタンダーには「救助しない」という選択もあります。日本では、対人サービス系の職種（教師・福祉・警備など）や交通事故の当事者でない場合、一般的には見て見ぬふりをして通り過ぎても、法的に罰せられることはありません。

　けれども、倒れている人が、家族や友人、同僚や知り合いだったならば、何でもいいから手助けをしたいと思いませんか？　応急手当の訓練を受けていれば、見知らぬ人でも助けてあげたいと思うのが、善意の人間としての心理でしょう。

　では、救助をすると決めたとして、その後も不安や悩みは尽きません。

①本当に手当てができるか？

　市民は、他人の身体に触れて手当てを施す行為を、ふだん、ほとんどしていません。

②実施する手当ては正しいか？

　最新の手当てや習った手当てを覚えているだろうか。間違ったらどうしようか。失敗したら、患者や家族から訴えられるのではないか。様々な不安が頭をよぎるかもしれません。

③感染しないか？

　とくに交通事故や外傷（大きなけが）の手当てをする場合、自分も血だらけになったり、破片でけがをする可能性は高く、「血液感染」が心配になります。

④集団監視という恐怖

　最近、最も大きな不安は、周囲からの視線だと言われています。手当てをしていてふと顔を上げると、一斉にフラッシュとシャッター音が注がれます。手当てに参加していないバイスタンダーが、携帯やスマホを片手にのぞき込んでいるのです。その場で世界中に動画が配信されているやもしれず、その恐怖は計り知れません。

　それでも、救急車が来るまで必死に手当てをし、患者を救急隊員に引き渡します。ほとんどの場合、家族でなければ一緒に病院に行くことはありません。

　その後、もう１つのストレッサーが現れます。

⑤取り残される

　救急隊員は到着と同時にテキパキと作業をし、患者を救急車に乗せ、病院へと運んでいきます。周囲の人々も三々五々、去っていきます。手に手当ての感触が残っているのに、服には血液や泥、汚れがついているのに、自分も平穏な環境に戻らなければならないのです。

　上述した不安は解消されずに、そのまま取り残される。それがバイスタンダーが

置かれた状況なのです。

JFASの取り組み

　JFASの活動である「市民向けの心肺蘇生法講習」では、受講者の多くは２年ごとに再受講してスキルを維持しています。1993年、再講習に参加した受講者の８割が「実際の緊急時に遭遇した」と答えました。手当てをしたときの状況を克明に覚えている、今でも思い出して不安になる、といった声が多かったため、救急活動をした人々のフォロー体制の必要性を感じ、電話相談窓口（アフター・ファーストエイド・ホットライン）を開設しました（岡野谷, 2007）。

　1994年、救急医学会にて報告したところ、驚きの声とともに、少数ながら救急隊長や救急救命士が賛同してくれ、救急現場でバイスタンダーに自分の名刺を渡してくれるようになりました。最近では「感謝カード」を制度化する消防本部も増えており、大変ありがたいです。

　しかし、アフターフォローにも限界があるため、1998年には講習のテキストに「ストレス予防」の項目を組み込み、「応急手当や心肺蘇生法を実施することでストレスが起こることがある」「それは誰にでも起こる」、そして症状や対処方法などを記載しました。振り返ってみれば、それらの記述は、まさに惨事ストレスについて説明する項目でした。

　2009年には、その４年前に兵庫県尼崎市で起きたJR福知山線列車脱線事故において、事故車両からの負傷者救出・応急手当・病院搬送などの活動をした地域市民を対象に、当時の活動状況や現在のストレス症状について調査させていただきました。その結果、活動した方たちの３割弱（28.6%）が４年後の調査時点でもストレス症状を抱えており、惨事ストレスが時間経過により簡単に消失するとは言えないこと、市民に対しても、支援活動直後からのメンタルケアが重要であることを、関係各位・関連学会にて共有していただきました（岡野谷ほか, 2009）。

　現在は災害時にボランティア活動をする市民、住民の皆さんに対する「惨事ストレスケア」研修を実施するとともに、災害ボランティアセンターや帰宅後の不安にメールでもお応えする活動を継続しています。

社会の取り組み

　2019年現在、全国で多くの消防本部が「感謝カード」を作成・手渡してくれています（岡野谷, 2014; 田島ほか, 2014）。一部の自治体では、感謝カード裏面に消防署の電話番号を記載したり、専門職（精神科医）に引き継ぐ体制を整えるなど、

心のケア体制を築いてくださる先進的な自治体もあり、感無量です。ただ、20年たった現在でも、これらの取り組みは全国規模ではなく、個々の消防本部の裁量に任されているのが実際です。

　一方、「訴えられないか」という不安に対しては、原則、国民が善意の第三者として応急手当をした場合、重過失がない限り、民法・刑法どちらでも過失責任を問わないとしています。法律に加えて、各自治体主体の制度も構築され始めています。バイスタンダーとして応急手当を実施した際、本人がけがをした、死亡した際の保険制度や、血液などの感染が疑われる場合、感染症の検査費用を支払う見舞金制度、補償制度などです。これらの整備が充実してきたことを広める手立てが必要です。

提言

1　感謝カード：ぜひ全国で実施して欲しいと願います。また感謝カードを人を選んで手渡すのではなく、CPR実施者のみならず、交通整理や家族に寄り添う人など、救助に手を貸したすべての人に広げていただきたいと願います。さらに「カードありき」ではなく、忙しい中でも一言、感謝の気持ちを伝えるだけでストレスが解消することもあります。カードには不安の相談窓口を明記し、解消のカウンセリングにつながるよう、全国統一の窓口ができれば幸いです。

2　心肺蘇生法などの研修を実施するすべての団体のテキストに「惨事ストレス」の項目を追加していただけると幸いです。消防庁や警察庁、自衛隊などの訓練では「ストレス教育」は当然に実施されています。それでも惨事ストレスは起こるのです。市民はもっと不安です。学校教育、自動車免許の取得時講習、マスコミも含めて、広く「惨事ストレス」に関する教育を広めていただけることを願います。

3　補償制度の充実に関しては素晴らしい進歩だと思います。現在は感染症対策が主ですが、市民が安心して手当てを申し出られるよう、心のケアも補償制度に含めて運営していただければ幸いです。

　国民の誰もが、いつバイスタンダーになるかわかりません。その際に、できる限りの手当てをするために、常に最新の応急手当を学んでいます。災害支援のために……、だけでなく、社会生活を営むうえで、誰もが「惨事ストレス」について学び、理解し、緊急の現場や事後に不安を解消できる環境整備がされている、そんな社会を実現できるよう期待し、活動を続けましょう。

　　　　（特定非営利活動法人日本ファーストエイドソサェティ代表理事、医学博士

　　　　　　　　　　　　　　　　　　　　　　　　　　　　　　　　　岡野谷　純）

第3節　惨事ストレスに含まれる病気

　惨事ストレスは正式な病名ではないと説明しましたが、惨事ストレスに含まれる精神症状には、表1-2のような様々な障害が含まれます。

表1-2　惨事ストレスにかかわる精神障害や精神症状

①ストレス性の身体症状
②ＡＳＲ（Acute Stress Reaction：急性ストレス反応）
　ＡＳＤ（Acute Stress Disorder：急性ストレス障害）
③ＰＴＳＲ（Post Traumatic Stress Reaction：心的外傷後ストレス反応）
　ＰＴＳＤ（Post Traumatic Stress Disorder：心的外傷後ストレス障害）
④反応性うつ・アルコール依存・バーンアウト・複雑性悲嘆

ストレスから身体の不調が

　「ストレス性の身体症状」は、ストレスが高くなると現れる身体の症状（病気）です。医学では「心身症」と呼ばれ、心理学では「ストレスの身体化」と呼ぶこともあります。表1-3に主なストレス性の身体症状をあげました。

　睡眠障害は広く見られます。寝つきが悪くなったり、一度目が覚めてしまうと寝られなくなったり（再入眠困難）、悪夢を見たりもします。嘔吐や吐

表1-3　惨事ストレスで見られるストレス性の身体症状

睡眠系	寝つけない、再入眠できない、悪夢
消化器系	嘔吐、吐き気、胸やけ、過食、食欲不振、胃痛、胃潰瘍
泌尿器系	下痢、便秘、頻尿、（お子さんでは）おもらし、おねしょ
呼吸器系	息苦しさ、空咳、過呼吸、喉の違和感
循環器系	高血圧、動悸
その他	感染症への罹患しやすさ、疲労感、多汗、身体の震え、片頭痛、筋肉痛、腰痛など

き気も一般的な身体症状です。消防職員を扱ったドラマや映画ではあまり描かれることはありませんが、凄惨な現場で吐き気を催した消防職員は少なくありません。胃痛や胃潰瘍などの消化器系の症状や、過食や拒食が出た人もいました。拒食まではいかなくても、ストレスを感じると、食欲が低下する症状はよく見られます。

便秘や下痢、頻尿などの泌尿器系の症状も多く見られます。震災で被災したお子さんには、おねしょやおもらしなどの症状が多く現れます（小花和, 1996）。

呼吸器系では、気管にものが詰まった感じがして空咳が止まらなかったり、過呼吸が出た人もいます。循環器系では血圧が上がったり、胸がドキドキするなど動悸が激しくなった人もいました。全身症状としては風邪をひきやすくなったり、感染症にかかりやすくなったりした人もいました。疲労感が続いたり、身体の震えや多汗が続いた人もいました。

職業的災害救援者には、腰痛や筋肉痛が出ることが多いようです。ふだんであれば一晩寝れば筋肉の痛みがとれるのに、災害後は1週間近く痛みが残った人もいました。肩こりがひどく、片頭痛を起こすこともあります。

これらの症状は身体に直接現れる症状で、精神症状ではないため、市販薬やかかりつけの病院で薬をもらって対処する人が多いようです。ただ、あまりに長く症状が続く場合には、心理的な面での対応も必要になります。

PTSDは1カ月以降

急性ストレス反応や急性ストレス障害の「急性（acute）」とは、1カ月（4週間）以内に症状が現れることを意味します。「反応」と「障害」の区別は図1-2でも説明しましたが、「反応」は病気とは言えないがストレス症状に苦しんでいる状態で、「障害」は治療が必要な「病気」の状態と捉えられます。

一方、「心的外傷後（post traumatic）」とは、1カ月以降に現れる症状を指します。したがって、PTSDと略される心的外傷後ストレス障害（Post Traumatic Stress Disorder）は急性ストレス症状が1カ月たっても持続するか、1カ月

以降に現れるストレス障害になります。何か悲惨な事件や事故があると、直後にマスコミの方から「PTSDは出ていますか？」と尋ねられることがありますが、「直後には出ない症状です」と説明したくなります。

心的外傷後ストレス反応は、1カ月以降にストレス症状が出ているが、重症ではなくふだんの生活が送れる状態を指します。「部分的PTSD」とか「周辺的PTSD」とも呼ばれます。

惨事ストレスの対策では、急性ストレス症状や心的外傷後ストレス症状の理解は、惨事ストレスのケアにとって必須の事項なので、第3章で詳しく説明します。

うつや燃え尽きも

表1−2④にあげた反応性うつやアルコール依存は、ストレスによる直接的な反応ではなく、付随して起こる精神症状です。

反応性うつは、何かのきっかけでうつ症状が発症する障害です。惨事ストレスでは、大規模災害や事故に遭遇したことがきっかけになることもありますが、むしろ、その後に感じた自責感や無力感がうつに結びつくことが多く見られます（山際，2018など）。自責感や無力感は、惨事ストレス対応において重要な感情ですので、第3章で細かく説明します。

反応性うつにより、うつ状態になると、体調の不良感、関心の狭小化、意欲の低下、自殺願望や離転職希望などのうつ特有の症状が現れます。

惨事ストレスに伴って、タバコやアルコールの量が増え、アルコール依存なども発生しやすくなります。

バーンアウト（burn out）は、対人関係にかかわる職業に携わる人が、ストレスからエネルギーを使い果たした結果、衰え、疲れ果て、消耗した状態を意味します（久保，2004など）。「燃え尽き症候群」とも訳されます。仕事を通して情緒的に消耗してしまった状態である「情緒的消耗感」、サービスする相手に対して感情をいだかずに非人間的な対応をとってしまう「脱人格化」、仕事に関する達成感を感じなくなる「個人的達成感の低下」などの心

第1章　惨事ストレスとは何か　25

理現象の形で現れます。国内では、看護職のバーンアウトに関する研究が多く発表されていますが、バーンアウトは消防職員などの職業的災害救援者にも見られます。

　複雑性悲嘆（complicated grief）は、本来正常である人が愛情を持った相手が亡くなったり、身近から去った後に生じる強い悲しみです。病的悲嘆とか、外傷性悲嘆と呼ばれることもあります。複雑性悲嘆は身近な人を亡くしたときに生じやすいのですが、失恋やペットの死でも起こることがあります。惨事ストレスの関連で見ると、職場の同僚が死亡したケースなどで、複雑性悲嘆が起こることがあります。

第4節　惨事ストレスの研究史

　惨事ストレスはどのように研究されてきたのか、その歴史を簡単にたどってみます。本節はやや衒学的な内容ですので、読み飛ばしていただいてもかまいません。

ストレス研究の理論史

　惨事ストレスを含むストレスの研究の歴史は、丹野（2003）が図1-3のようにまとめています。この図を参考にしながら他の文献（岡野，1995など）も踏まえて、惨事ストレスの歴史を紹介します。

　まず丹野は、ストレス理論を、精神分析系、心理学系、生理学系に分けています。図1-3の左下からたどると、生理学系には、ストレス概念を生理学の立場から捉えたキャノン（Cannon,W.B.）やセリエ（Selye,H.）から始まり、セリグマン（Seligman,M.E.P.）の学習性無力感やラザルス（Lazarus,R.S.）のストレスへのコーピング（ストレス対処）の研究が展開されています。これらの研究は、惨事ストレスの理解の基礎的な部分になっています。

　図1-3では、精神分析系や心理学系の理論の始まりは、フロイト（Freud,S.）になっていますが、フロイトに影響を与えた研究者として、シャ

ルコー（Charcot,J.M.）があげられます（ハーマン，1996）。シャルコーは1880年代に外傷によるヒステリーなどの診断名を提唱しています（井上，2011）。フロイトはシャルコーの影響を受け、ヒステリーや無意識などとともに、心的外傷の概念を提唱しました。彼の理論は時代によって変遷しますが、心的外傷の理解から、悲嘆や喪失の理解へと理論が深化していきました。

　フロイトの理論に影響を与えた出来事の1つが第一次世界大戦でした（同上）。戦争と心的外傷については、本書のコラム2でも詳しく説明します。

　図1-3では、フロイトからコフート（Kohut,H.）やラター（Rutter,M.）にいたる精神分析や愛着理論の系譜が描かれています。この系譜は、喪失や悲嘆を理解し、外傷が心の発達にどのように影響するかを理解するために重要な研究です。とくに、ボウルビィ（Bowlby,J.）の愛着（アタッチメント）理論は、劣悪な養育環境が人の心にどのように影響するかを明らかにし、児童福祉のあり方に大きな影響を与え、悲嘆や喪失の理解にも重要な役割を果たしました（ボウルビィ，1991など）。

惨事ストレスに関する主な研究

　図1-3の中央部分には、惨事ストレスにかかわる研究が位置づけられています。この図や他の文献（井上，2011；ミッチェル，2002）を参考にして、惨事ストレスに関連する主な研究者を図1-4にまとめました。

　外傷性のストレス研究は、鉄道事故の被害者への治療から始まりました。フロイトは、カーディナー（Kardiner,A.）に教育分析を行っていますが、カーディナーは、第一次世界大戦において生じた「戦争神経症」に関する体系的な研究を行いました（カーディナー，2004）。この研究の中で、戦争神経症への防御には、訓練や兵器だけでなく、指揮官のリーダーシップへの信頼やチームメイト間の絆も重要であることが指摘されています。

　惨事ストレスに対する介入に関する先駆的な研究は、リンデマン（Lindemann,E.）やカプラン（Caplan,G.）によって行われました。1942年にココナッツ・グローブというキャバレーで火災が起こり、500名弱の方が亡

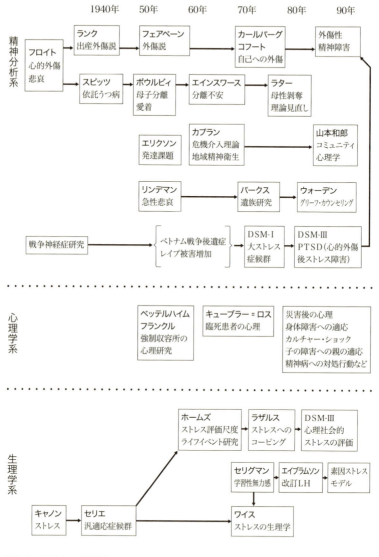

図1-3 ストレス理論史

(丹野, 2003)

くなりました。この火災の被害者や遺族の方への精神医学的な介入が行われました（Lindemann, 1944）。この介入は現在の危機介入の1つのモデルになっています（ミッチェル・エヴァリー，2002）。

惨事ストレスに関連する多くの研究が、第二次世界大戦後に発表されています。ナチスの強制収容所に収容されたフランクル（Frankl,V.E.）は、人が生きることの意味について論考していますが（フランクル，1961）、彼の論考は現在でも生き方に悩む人々への心理的介入の理論的基盤となっています。なおフランクルは、フロイトに師事していました。

リフトン（Lifton,R.J.）は、広島と長崎の原爆の被害を受けた人々に面接を行い、その心理を詳細に分析しています。被害体験を周囲の人に受け入れてもらえなかった経験や、加害者に対する複雑な心理を深く分析しています（リフトン，2009）。なお、リフトンはアイデンティティの発達理論で有名なエリクソン（Erikson,E.H.）との意見交換に基づいて、この面接を考察しています。エリクソンはフロイトの後継者であるアンナ・フロイト（Freud,A.）

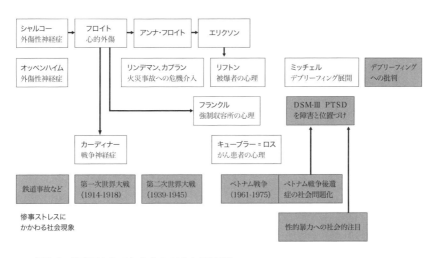

図1-4　惨事ストレスにかかわる主な研究者

　　　　　　　　　　　　　　　　　　　　　　　　は歴史上の出来事を示す。

に師事していましたので、リフトンもフロイト学派の系譜の中にいたと捉えることができます。

　キューブラー゠ロス（E.Kübler-Ross）は、末期がんの患者が病名告知から死にいたる過程を、臨床経験を基に分析しました（キューブラー゠ロス，1998）。否認や取引などの悲嘆特有の心理を、詳細に紹介しています。

ベトナム戦争と性暴力がきっかけに

　外傷性ストレスの捉え方に関して、大きな変化が起きたきっかけは、ベトナム戦争と性的暴力への社会的注目でした。ベトナム戦争は帰還兵の心身に強い影響を与え、外傷性ストレスを発症させました（コラム２参照）。また、女性への性暴力は重大な精神的影響を与えることが明らかになり、「レイプ・トラウマ症候群」等と呼ばれるようになりました（ハーマン，1996）。

　こうした社会的関心の高さを反映して、1980年に改訂されたアメリカ精神医学会が制定する「精神疾患の診断・統計マニュアル〔第３版〕（Diagnostic and Statistical Manual of Mental Disorders Third edition; DSM-Ⅲ）」では、心的外傷後ストレス障害（Post Traumatic Stress Disorder）が診断名として確立しました。さらに、2019年に世界保健機関（WHO）が承認した国際疾病分類第11版（ICD-11）では、児童期虐待などの持続的反復的なトラウマ体験によって、通常のPTSD症状以外の多様な症状が出現することに着目して、複雑性心的外傷後ストレス障害（complex post–traumatic stress disorder：CPTSD）という障害を設定しました。同障害には、感情調整の困難、否定的な自己概念、対人関係の困難などの症状が見られます（丹羽・金，2022）。

元消防職員が「惨事ストレス対策」を提唱

　惨事ストレスという言葉を使って、職業的災害救援者の外傷性ストレスに取り組んだのは、ミッチェル（Mitchell,J.）という元消防職員でした。彼は自身の職業経験から職業的災害救援者も外傷性ストレスを被ると考え、その対策として惨事ストレス・デブリーフィング（Critical Incident Stress

Debriefing）という技法を開発しました（この技法については、第5章で詳しく説明します）。1982年にフロリダ航空機が離陸に失敗し、ポトマック川に墜落して78人の犠牲者が出た事故において、初めて惨事ストレス・デブリーフィングが組織的に実施されました（ミッチェル・エヴァリー，2002）。

　その後、惨事ストレス・デブリーフィングが脚光を浴び、多方面で使われるようになりました。提唱者のミッチェルは、心理学で博士号を得て、惨事ストレスに関する財団を設立し、その財団は世界各地に支部を持つほどの成功を収めました。しかし、1990年前後から惨事ストレス・デブリーフィングの有効性に疑問を呈する研究が発表され、同技法は有害であるという指摘さえ出るようになりました（松井・畑中，2003）。同技法の有効性に関しては、コラム4で詳しく論じます。

日本における惨事ストレス研究

　では、日本ではどのように研究が行われてきたのでしょうか。日本における惨事ストレスの研究史を簡単に紹介します。

　第二次世界大戦において、日本軍にも戦争神経症に類似した症例が報告されていますが、世間の大きな関心を引くことはありませんでした。この背景には、内地の病院に精神症状で戦地から帰還した兵士が少なかったことなどの要因が考えられます。しかし、当時の記録を詳細に分析した中村（2018）によれば、当時の軍にかかわる精神科医は、戦争神経症を、戦闘の恐怖のために発症するもので、戦争による傷病にたいする恩給を望む「疾病への逃避」と考えていたためではないかと、指摘しています。

　日本で体系的に惨事ストレスが研究されるようになったのは、1995年1月17日に発災した1995年兵庫県南部地震（以下、「阪神・淡路大震災」と表記します）がきっかけでした（松井・畑中，2003）。同震災で災害救援者が被った惨事ストレスの強さを研究者が実感したのは、神戸市の消防職員の手記（神戸市消防局"雪"編集部・川井龍介，1995）でした。この手記の中には、思うようにならない消火活動に苦しみ、無力感を感じ、住民から非難された

職員たちの苦悩が描かれていました。こうした職員たちの苦悩を知り、加藤寛氏を中心とする兵庫県精神保健協会こころのケアセンター（現在は「兵庫県こころのケアセンター」）では、1995年と1997年に神戸市の消防職員を対象にしたストレス調査とストレスケア介入を実施しました（兵庫県精神保健協会こころのケアセンター，1999；加藤，2009）。同調査によれば、消防職員は震災時の活動によって大きなストレスを感じており、その影響は１年後も継続していました。これが国内で最初に実施された惨事ストレス研究と組織的なストレスケアです。他に、兵庫県内の警察官のストレス調査（兵庫県警察本部，1996）や被災地に派遣された消防職員の調査（島津ほか，1996）等も実施されました。さらに、震災に限らず日常業務における消防職員の惨事ストレスの調査（矢島ほか，2002；消防職員の現場活動に係るストレス対策研究会，2003）も発表され、消防職員にはふだんの活動でも惨事ストレスが生じていることが明らかになりました。

　また、村井健祐氏が1995年７月にトラウマカウンセリングの専門家を招いて講演会を開催し、東京消防庁において、惨事ストレスに関する研究とストレスケアシステムを構築しました（加藤，2017a）。

　こうした研究成果を踏まえて、総務省消防庁は2002年に全国の消防本部に惨事ストレス対策の実施を呼びかけました。警視庁では2001年より惨事ストレス対策としてカウンセリングシステムを採用し、防衛庁では2000年にPTSDの予防策などが提唱されています（松井・畑中，2003）。各組織の惨事ストレス対策の現状は、コラム７〜10で紹介します。

　2001年から2013年６月までの新聞の惨事ストレスに関連する記事数の分析結果（堀，2013）を図１−５に示します。対象となった新聞は、朝日新聞、読売新聞、毎日新聞でした。図に見るとおり、2001年の大阪教育大学教育学部附属池田小学校事件に関連する報道が2004年に増えた後、2011年の東日本大震災で関連記事が急増したことがわかります。この分析の対象外となった通信社（時事通信、共同通信など）が配信した記事を含めれば、さらに多くの記事が発表されたものと考えられます。

東日本大震災を契機に、惨事ストレスの概念は社会的に定着したようです。

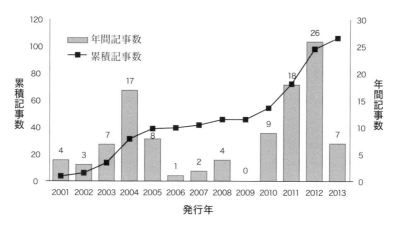

図1-5　惨事ストレス関連記事の年間記事数と累積記事数

2013年は6月までの集計値。（堀, 2013）

■コラム2

戦争による惨事ストレスと映画

　惨事ストレスを含む外傷性ストレス障害に関する歴史の中では、「戦争神経症」への治療の問題が大きなテーマになっていました。ここでは戦争による惨事ストレスの説明と、関連する映画を紹介します。

戦争神経症

　戦場にいた兵士が精神症状を示すという事例は、精神医学上では第一次世界大戦から報告されています。第一次世界大戦では、銃撃戦において塹壕（ざんごう）に身を潜めていた兵士の一部に、全く被弾していないにもかかわらず、不安症状が強く、前線を離脱せざるを得ない人が現れ、塹壕神経症と呼ばれました。近くに砲弾が落ちて、不安症状が出るようになったシェルショック（shell shock）を含め、戦闘神経症と呼ばれました。

　第二次世界大戦でも、戦闘による戦争神経症（現在の用語で言えば不安神経症や心的外傷後ストレス障害）が現れました。第二次世界大戦による戦争神経症の様子がきわめて上手に描かれている映画が、「父親たちの星条旗」（2006年公開、クリント・イーストウッド監督）です。同映画では、第二次世界大戦中の硫黄島で戦ったアメリカ軍兵士の帰国後の様子が描かれています。

　映画の前半で硫黄島の激烈な戦闘シーンが描かれたのち、戦争中、戦後に帰国したとき、現在の、3つの時間がより糸のように綴られます。戦争中の残酷さと若者らしい振る舞い、帰国後の英雄としての扱いとアルコール依存になって没落してゆく帰還兵の姿を丁寧に描いていきます。その中で、再体験（赤の色が効果的に使われています）、覚醒亢進などの外傷後ストレス障害の症状が克明に紹介されます。

　外傷後ストレス障害に理解がないと、3つの時代が交錯する展開に戸惑うかも知れません。しかし、この時間軸の交錯こそ、再体験の描写であることが理解されると、この映画の深さを実感されると思います。

ベトナム戦争

　第一次世界大戦や第二次世界大戦では戦争による外傷性ストレス反応は、時間とともに関心が薄れていきましたが（ハーマン，1996）、ベトナム戦争では世間の強い関心を得るようになりました。

ベトナム戦争におけるアメリカ軍兵士は、年齢が若く、労働者階級や貧困層の出身者が多く、ひどい天候の中のゲリラ戦が中心で、1年間で帰国することが多く、ベトナム民間人への虐殺などの、これまでの戦争にはなかった特徴があります（ハーヴェイ，2003）。さらに、戦争途中から戦争に反対するアメリカ国民の世論の変化が見られました。激しい戦闘で心に傷を負って帰国しても、母国においては英雄視されるどころか、無理解と反発の中で暮らさざるを得ませんでした。

　ベトナム戦争で戦った元兵士の一人は、ホームレスになり、ニューヨークのスラム街で殺鼠剤の臭いをかいだとき、戦場の光景がフラッシュバックした体験を綴っています。「ジャングルの中、そこには私一人しかいませんでした。しかし、なんということ、周りを全て死体に囲まれていたのです！　苦しみにゆがんだ表情、ちぎれた手や足……（後略）」（ネルソン，2006）。

ベトナム戦争の後遺症を描いた映画

　ベトナム戦争帰還兵の外傷性ストレスは多くの映画で描かれてきました。日本で公開されて話題になった映画だけでも、「ディア・ハンター」「ランボー」「プラトーン」「7月4日に生まれて」などがあげられます。「ディア・ハンター」（1978年公開、マイケル・チミノ監督）では、ロシアンルーレットを契機に感情を失っていく元捕虜の姿が印象的です。「ランボー」（1982年公開、テッド・コッチェフ監督）では、パトカーのサイレンの音に戦場の光景をフラッシュバックする姿などが描かれています。「プラトーン」（1986年公開、オリバー・ストーン監督）では、戦場で残虐な行為をする仲間を見て苦悩する姿が描かれています。また「7月4日に生まれて」（1989年公開、オリバー・ストーン監督）は、戦場で仲間を誤射した帰還兵が心を病み、反戦運動に向かっていく過程を丁寧に追っています。

　これらの映画の多くはベトナム戦争帰還兵の手記に基づいており、同戦争が多くの兵士の心に深い傷を負わせたという事実が映画の根底にあります。

　なお、邦画では「火垂るの墓」や「この世界の片隅に」など第二次世界大戦による市民の被害を描いた名作が多くありますが、兵士の外傷性ストレスに関する作品は少ないようです。その中では、「キャタピラー」（2010年公開、若松孝二監督）や「黒い雨」（1989年公開、今村昌平監督）が有名です。「黒い雨」では、戦時中に敵戦車の下に入って自爆する任務を負っていた元兵士が、地元のバスの音でフラッシュバックを起こし、バスの下に入ろうとするシーンが印象的でした。

（松井　豊）

第2章 惨事ストレスの原因

事例2-1

　ある救急隊員の体験です。地方都市の閑静な住宅街で、真夜中に何度も悲鳴が聞こえたという通報が、警察と消防にありました。警察官と救急隊員が現場にほぼ同時に到着しました。玄関のドアノブに触れてみると、ドアが開きました。鍵がかかっていなかったのです。家の中に入ってみると、近くの部屋に人が倒れていました。救急隊員が生死を確認すると、既に亡くなっていました。別の部屋を見ると、別の方が倒れていて、やはり亡くなっていました。

　さらに奥を探すと、子ども部屋に、お子さんが倒れていました。小学校低学年の女の子でした。女の子はけがを負ってはいましたが、息がありました。救急隊員は意識レベルの確認のために、会話をしました。しかし、会話の最中にこの救急隊員は記憶を失ってしまいました。女の子に、「お名前は？」「どの学校に通っているの？」などと尋ねた後に、こう聞いたそうです。「誰にやられたの？」。すると、答えは「お兄ちゃん」。

　この答えを聞いてから3時間、この救急隊員は自分がどのように活動したかを、思い出せなくなっていました。

　上記のエピソードは、惨事ストレスが現場の悲惨さだけで起こるのではな

いことを理解していただきたくて、紹介しました。多くの災害救援者は、災害や事故の現場に入るときに、現場の悲惨さを覚悟して入ります。そのため、現場の悲惨さの影響は、一般の方に比べれば弱いのですが、上記の事例のように、ほかの要素（この場合は事件の理不尽さ）が加わると、ストレスが強く長引きやすくなります。

　本章では、惨事ストレスの原因であるストレッサーについて説明します。

第1節　救援対象の特徴

　惨事ストレスのストレッサーは、職業によってやや異なっていますが、主なストレッサーには共通点があります。ここでは、消防職員を例にとって、惨事ストレスの主なストレッサーを説明します（表2−1）。惨事ストレスのストレッサーは、救援対象の特徴、活動状況、活動後の状況に分けることができます。

子どもの死傷はつらい

　救援対象で、ストレスが重くなるのは、表2−1「①身近な人を思い出させる死傷、とくに子どもの死」です。高齢の父母と似た人が被災したりしているなどのケースも含まれますが、最もストレスが重いのは子どもの死です。消防職員は火災現場に消防車で向かうときに、「子どもが逃げ遅れているらしい」と聞くと、ついついアクセルを踏んでしまうそうです。

　子どもの死は、同じ様な年齢のお子さんをお持ちの職員に強いストレスを残します。幼児のご遺体を収容した後に、近い年齢の我が子の添い寝をしているときに「息が止まったのではないか」と、夜中に何回も不安になり、寝ているお子さんの脈をとった職員の話を、これまで何回も伺いました。幼いお子さんの寝息が静かになったときに、息が止まったと錯覚してしまうのです。お子さんが亡くなったケースで救援活動を行った際には、同年配のお子さんやお孫さんをお持ちの職員に重いストレスが現れやすいので、周囲の配

表2-1　惨事ストレスの主なストレッサー

救援対象の特徴
　①身近な人を思い出させる死傷、とくに子どもの死
　②不条理な事由による惨事
　③損傷の激しい遺体や重傷者の救出
　④知己の被害

活動状況
　⑤悲惨・凄惨な現場、緊張を強いられる現場
　⑥自身の受傷・死亡重傷の危険性が高い現場
　⑦同僚の受傷・死亡
　⑧ミスや自責のタネを含む活動
　⑨救援中の情報不足・未知の不安や恐怖

活動後の状況
　⑩マスメディアが注目する場合
　⑪世間の支持が得られない場合
　⑫関係者の強い情動との接触
　⑬組織の支持が得られない場合

慮が必要になります。

「②不条理な事由による惨事」は、本章冒頭の事例2−1がその例ですが、ほかにも通り魔殺人や巻き込まれ事故の被害者なども該当します。

「③損傷の激しい遺体や重傷者の救出」は、航空機事故の被害者や水死体や列車への飛び込み（轢断遺体）等が該当します。以前、中華航空機の墜落事故の被害者遺族の悲嘆に関する調査研究（研究代表は安藤清志氏）に参加したことがあります。同事故は、1994年4月26日に名古屋空港（現在の名古屋飛行場）に着陸直前に、機体が墜落炎上した事故です。264名の方が亡くなり、7名が重症を負われました。航空機事故の犠牲者は、身体が小さく分かれた部分遺体になったり、ジェット燃料の高温で焼かれたりするため、むごい状態でご家族と対面することになります。多くのご遺族が、その晩から翌日にかけて格納庫で、肉親のご遺体を探されました。多くの回答者が格納庫の中は「地獄のようだった」と書いていました。

第2章　惨事ストレスの原因　39

東日本大震災では、自衛隊員や海上保安官が、損傷の激しい水死体となった遺体を収容していました。また、列車への飛び込み事案では、部分遺体を鉄道会社の職員や警察官が丹念に拾い集めています。こうした事案は、どんなに鍛えられた救援者でも、心に傷を残します。

　また、消防職員には「人を救いたくて」この職を選んだ方が多くいます。その彼らが延々と遺体の捜索をし続け、ご遺体を運び出すだけという作業を続けることも、ストレスになります。そうした職員の方が「先生、自分は人を救いたくて、消防を選んだのに、ただただご遺体を探して運ぶだけなんです」と、そのつらさを語ったことがあります。

　「④知己の被害」は、知り合いが被害者になったケースです。これまでの危機介入の経験では、このケースに該当したのは、近所の方や親戚が火災に遭ったりした事案などでした。その中でも、接していて最もつらかったのは、自殺したご自身の家族を、公園で発見した救急隊員でした。

第2節　ストレスになる活動状況

　活動時の状況は、惨事ストレスの強さに影響します。ストレスを高める状況を詳しく説明します。

身の危険を感じるとき

　表2-1「⑤悲惨・凄惨な現場、緊張を強いられる現場」は広域災害や大事故などが該当します。最近では、2016年7月26日に起きた相模原障害者施設殺傷事件の現場などが、これに当たります。同事件では、入所者19名が刺殺され、入所者・職員計27名が重軽傷を負われました。相模原市消防局を中心として6消防本部から、計59名の消防職員が現場に駆けつけました（プレホスピタル・ケア編集部，2017）。現場に最初に到着した医療班はこの現場を事例2-2のように記述しています。

40

事例 2 - 2

　施設内はいたるところに血痕とその臭いが広がっており、血痕のついた結束バンドがところどころに落ちており、数本の刃物も見かけました。(曽根ほか，2017)

　関係者からも現場の様子を直接伺いましたが、ここには記せないほど凄惨な現場であったそうです。同事件では、相模原市消防局などで、グループ・ミーティングとストレスチェックを実施し、10日後には臨床心理士による個別相談を開始するなど、手厚いストレスケアが行われました（プレホスピタル・ケア編集部，2017）。それでも長くストレスが残ったと聞いています。「⑥自身の受傷・死亡重傷の危険性が高い現場」は⑤に類似しています。2014年9月27日に発生した御嶽山の噴火では、警察、消防、自衛隊が被災者の救出活動に携わりましたが、現場は崩れやすい火山灰の中での活動になり、きわめて足元が悪く、足を踏み外せば数百メートル下に滑落する危険性があったと聞いています。文字どおり「命がけ」の活動を、多くの職業的災害救援者はされています。

パワハラ

　身の危険を感じる事案は惨事だけでなく、日常の職場でも起きています。消防ではハラスメントが問題になっています。総務省消防庁（2017）の実態調査によると、「最近1年間に、パワハラを受けた」職員は男性17.5％で、女性12.8％でした（平成29年3月に、全国の消防本部から、男性3200人、女性800人をランダムに抽出。インターネット上のアンケート・サイトにオンラインで回答。有効回答は、男性2391名、女性548名）。民間企業では25.3％の被害率ですので、全体の比率としては多いとは言えないのですが、消防の場合はハラスメントの内容に特徴が見られました。

　表2-2に示したように、消防では、身体的な攻撃が多いことに特徴が見られます。「必要以上にご飯を盛られ、食べられなかったら、殴られた」や「先

表2-2　消防職員のパワーハラスメントの被害

カテゴリ（n）	男性	女性	一般企業
	417	72	
身体的な攻撃	17.7	6.9	4.3
精神的な攻撃	58.0	48.6	55.6
人間関係からの切り離し	23.3	31.9	24.7
過大な要求	15.3	11.1	28.7
過小な要求	8.9	6.9	18.3
個の侵害	7.9	5.6	19.7
その他	38.6	47.2	8.6

該当者中の比率多重回答、単位％。（総務省消防庁，2017）

輩に胸ぐらを摑まれ、壁に押し付けられ、怒鳴られた」などの事例が回答されていました。パワハラを受けた人は、「気が沈んで憂うつになった」（被害者内の比率、男性42％、女性54％）や「転勤・異動したくなった」（同男性31％、女性31％）などのストレス反応を体験しています。パワハラは、継続的なストレッサーであることも多いため、必ずしも惨事ストレスとは言えませんが、消防組織の中で対処すべき問題であることは、間違いありません。

　また、看護職員では暴力を受けた経験が問題となっています。友田ほか（2010）では、病院の看護職員の68％が過去１年間に患者からの暴力を受けた経験があり、「大声でどなられた」（39％）や「雑用などをおしつけられた」（25％）などの精神的暴力だけでなく、「手やものでたたかれた」（29％）「ひっかかれた」（14％）などの身体的暴力を受けていました。

同僚の殉職は重い

　表２-１「⑦同僚の受傷・死亡」は、職業的災害救援者にとって最も重いストレッサーです。とくに殉職は重くなります。私はこれまで原因が異なる

20件以上の殉職事案にかかわりましたが、部下を数人もっていた消防隊の隊長さんが殉職された例を紹介します。

隊長の殉職で最初にストレス反応を示したのは、部下たちでした。彼らは同じ言葉を発していました。「隊長が自分たちの身代わりになってくれた」という言葉です。「自分たちを先に逃がしてくれたから、隊長が亡くなったのだ」とか「隊長が一番危険なポジションを取ってくれたから、自分たちは助かったのだ」と。後で原因の検証を受けて、こうした理由づけが正しくない場合でも、部下たちはこう思い続けます。原因は様々でも、殉職した職員の部下たちは、同じような言葉で自分を責め続けます。

次に重いストレスが現れたのは、亡くなった職員の直属上司でした。「自分の指揮命令に間違いがあったのではないか」とか「命令に間違いがなかったとしても、自分があと30秒早く撤退命令を出せば、あいつは死なずにすんだのではないか」と自分を責めます。ただし、上司はこうした思いを部下に語ることはありません。消防は上下関係の厳しい組織ですので、自分より階級の低い人や同僚にはつらい気持ちなどを語りにくくなっています。そのため、元職員や私ども外部の者が介入したときに初めて、重い口を開いてくれることが少なくありません。管理職の惨事ストレスはやや複雑な構造をしていますので、第3章第2節でさらに説明します。

最後に、亡くなった隊長とは全く異なる隊の若い職員にも、ストレスが見られることがあります。亡くなった方を尊敬していた職員や、前職で亡くなった方に「お世話になった」と感じている職員です。強い悲嘆が生じます。

こうした殉職事案に介入する際には、直近の部下や上司や尊敬していた職員には、原則としてグループ・ミーティングを行いません。グループ・ミーティングを開いても、参加者はほとんど語らないか、「自分が悪い」や「いや、自分に責任がある」と自責を言いつのる集まりになってしまうためです。殉職事案の直の上司や部下に対しては、個別介入を勧めています。

また、殉職では活動の仕方に問題が指摘されることがあります。原因究明のために警察に呼び出されて質問を受けたり、内部の監査の対象にもなりま

第2章　惨事ストレスの原因　43

す。殉職事案に関わった職員は、繰り返される質問や監査に心身が疲れはて
ます。また、殉職の原因が指揮命令のミスである可能性があるときには、職
場内に組織運営や上司に対する不信感が広がり、職員のやる気をさらに削い
でしまうこともあります。

「⑧ミスや自責のタネを含む活動」でも、自責感が伴います。消防で言えば、
消防活動中のちょっとしたミスで、救出が遅れたというような事案です。看
護職では、訴訟にはならない程度の医療ミスをしたか、ミスを見てしまった
事案などが該当します。

テロの影響は長く続く

表2-1「⑨救援中の情報不足・未知の不安や恐怖」は、職業的災害救援
者でいうと、CBRN災害にあたります。CBRNは、化学（chemical）・生物
（biological）・放射性物質（radiological）・核（nuclear）の頭文字をとった言葉
です。化学は毒ガスなどの化学兵器や事故、生物は病原体や生物兵器、放射
性物質は放射能兵器や原子力発電所の事故、核は核兵器を用いたテロを意味
します。事故や兵器は被害者に多大な被害をもたらすだけでなく、被害者や
救援者に大きなストレスを残します（重村ほか，2004）。

これらの兵器や事故で活動する職業的災害救援者は、被曝中は「何が起き
ているのかわからない」や「どんな被害を与えるのかわからない」、「自分も
死ぬのではないか」という情報不足や不安や恐怖感を体験します。現場では
大量に発生する死傷者への対応も必要となります。

さらに残酷なことに、活動後は長く続く後遺症に苦しめられたり、長い期
間をおいて生じる障害（晩発性障害）への強い不安を残します。たとえば、
広島・長崎に落ちた原爆によって被爆した人は、白血病、骨髄異形成症候群、
多重がんなどの後遺症や晩発性障害に苦しめられました（外務省，2014）。
IES-R-Jという尺度（コラム3参照）を用いた調査では、被爆後58年たった
時点（2003年）でも、長崎の被爆者の40％がIES-R-Jによる外傷性ストレス
反応のハイリスク群になっていました（中澤，2007）。

地下鉄サリン事件の影響

　消防でいえば、1995年3月20日に発生した地下鉄サリン事件で、250名を超える消防職員が地下鉄ホームまで侵入し、被害者の救助にあたりました。事件の1〜2カ月後に東京消防庁が実施した調査によると、活動後に「不安」「落ち着かない」「集中しにくい」などのストレス症状を感じている職員が17％いました（島津ほか，1996）。救助活動した職員によれば、現場は下記のようであったそうです。

事例2−3

　何回か、地下鉄のホームにいた被害者の方を地上に運びました。現場となったホームではガスらしいものは見えなかったのですが、ホームにいた多くの人が次々に嘔吐や四肢のけいれんを起こしているのを見て、毒ガス事件だとはわかりました。でも、いつまでも「何のガスであるのか」という連絡がなく、不安を感じていました。地上での活動中に新聞記者からマイクを向けられ「（毒ガスは）サリンだそうですね」と聞かれました。猛烈に腹が立ちました。記者が「サリン」と知っていて、なぜ自分たちに伝えないのだと。

　なお、同事件の19年後に、被害者の後遺症を調査する機会を得ました（藤田ほか，2016）。被害者には重い症状を残す方が多く、2年後よりも症状がむしろ重くなっている傾向が見られました（藤田ほか，2016；髙橋ほか，2016）。同事件では被害者手帳などの被害を証明する書類が発行されていなかったために、病院で詐病や妄想と診断されそうになった人もいました。調査を分析してみて、化学テロがいかに残酷な犯罪であるかを改めて実感しました。

　ただし、同調査では救援活動に従事した元警察官や元消防職員には、重い後遺症は見られませんでした。

第3節　活動後のストレスになる状況

　救援活動した後の状況も、ストレスを高めることがあります。

マスコミの取材や報道に注意

　活動後の状況では表2-1「⑩マスメディアが注目する場合」に注意が必要です。大事故や犯罪が起こると、マスメディアは現場の情報を入手したいために、現場に入った救急隊員に取材しようとします。これまで有名な事件で、救急隊員がマスコミのインタビューに答えたために、重いPTSDにかかってしまったことがあります。他の事例では、マスコミが大災害で救助活動をした一部の職員を英雄扱いしたために、活動した隊内の人間関係が乱された例もありました。総務省消防庁ではこうした事例を踏まえて、現場で活動した職員をマスコミに直接出さないように、各消防本部に配慮を求めています。

　また、マスコミが注目する事案では、テレビニュースや新聞で取り上げられ、報道が長く続くという問題もあります。大事件で出動した救急隊員は、搬送した方の病態や事件の原因などをテレビや新聞で見続けることになります。とくに表2-1の②であげたような不条理な事由で負傷や死亡させられた被害者を搬送したときは、加害者への怒りも伴うため、ストレスが重くなりがちです。

　ある程度の時間がたっても、事件や事故の報道に接して、ストレス反応がよみがえることがあります。下記は、東日本大震災で被災した公務員の話です。

事例2-4

　震災から9カ月が過ぎて、自分ではもう心の整理がついたと思っていた頃のことです。当時はテレビでも震災の生々しい映像を流していませんでした

（津波などの映像を流すときには事前に「これから津波の映像が流れます」というテロップを出したりしていました）。ところが、12月の初旬にテレビを見ていたら、年末特集の予告が流れ、その中で津波の映像が出ました。多分数秒間のことだったと思います。でも、それを見たら、なんだか涙が急に出てきて、身体が震えだしました。自分ではもう震災の影響はない、大丈夫だと思っていたのですが。それからしばらくテレビをつけることができませんでした。

世間の支持

　市民からの支持がないことが、災害救援者のストレスになることがあります。第6章で紹介しますが、東日本大震災では消防や自衛隊や警察や海上保安庁の職員への感謝やねぎらいの言葉が多く聞かれました。しかし、阪神・淡路大震災では全く異なる光景が見られました。

　阪神・淡路大震災では、テレビ報道で、燃えさかる木造住宅の前で、消火用のホースの筒先をもって、呆然と立ち尽くす消防職員の姿が放映されました。それらの映像では音声がカットされていますが、震災直後の映像には音声がのっていました。そのときの音声には周辺住民からの罵声が入っていました。「わざと消さないのか」や「税金泥棒」などの趣旨の言葉でした。

　このときの神戸市消防職員の様子を、日本の惨事ストレス研究の第一人者である加藤寛氏はこう記しています。

事例2−5

　彼らは想像を絶する困難に直面した。大規模な火災が同時多発したこと、防火水槽はひび割れ、水利がほとんど得られなかったこと、あるいは混乱した被災地内での移動の困難さなどから、通常の命令系統は全く役に立たず、十分な消火・消防活動は不可能であった。火を消せなかった、目の前で息絶えていく被災者を救い出せなかった、という敗北感と自責感に苛まれた。加えて、現場では苛立った住民から罵倒され、メディアも声高に消防の無力さ

第2章　惨事ストレスの原因　47

を指摘した。（中略）飲み屋で職業を聞かれたら、以前なら胸を張って「消防のものだ」と答えていたのに、震災後は沈黙するしかなくなったという話を後に聞いたことがある。（加藤, 2009）

　日頃市民から尊敬され、感謝されることの多い災害救援者が、住民から罵られ、恨まれ、脅かすような言葉をかけられたことが、消防職員にストレスを与え、精神的健康を悪化させました。こうした消防職員の状況を踏まえて、加藤氏らは神戸市の消防職員のストレスケアを開始しました。第1章で述べたように、国内の消防で惨事ストレスケアを組織的に行った初めての活動です。

　類似した現象は、ベトナム戦争の帰還兵にも見られました（コラム2）。

組織の支持

　世間からの支持だけでなく、組織からの支持も大切なストレスケアになります。同じ加藤（2009）から神戸市消防局の事例を紹介しましょう。

　2003年6月2日に神戸市西区で、2階建ての木造民家の火災がありました。消防では計17台の車両が出動し、消火や救助にあたりました。1階に逃げ遅れた方（要救助者）がいたため、捜索し発見したのですが、建物の2階部分が瞬時に崩落しました。2階の柱が1階に通っていなかったことが原因であることが後日わかっています。予見不能の災害でした。この崩落により、活動中の消防隊員や救助隊員が下敷きや生き埋めとなり、4人の殉職者が出ました。この火災の記者会見で、警防部長が驚くべき発言をされました。

事例2-6

　事故直後の記者会見で、辛辣な質問が飛んだ。「これは現場にいた者の判断ミスではないか、過失はないのか」という言葉に、会見場にいた当時の警防部長は即座に「これは予見し得ない崩落であって、現場の者に過失はない」と断言したのである。この言葉は、多くの者の支えになっていると、現場に

出動した隊員たちから聞いた（加藤，2009）。

　実はこの断言は、危機管理の面から見ると無謀な発言でした。まだ詳細な現場検証が終わっていない段階でしたので、現場検証の結果によっては、断言した部長の進退問題にもなりえたのです。そのため、部長の周囲の人は、記者会見の前に、この発言を控えるように助言したそうです。それにもかかわらず、この部長は発言しました。この判断にはいろいろな評価があると思います。しかし、この言葉は神戸市の職員だけでなく、他都道府県の消防職員の心をも打ちました。消防にほんの少しだけかかわっている私にとっても、印象に残る記者会見でした。

　別の例をあげましょう。以前、消防職員の自死に関する公務災害認定訴訟のお手伝いをしたことがあります。この訴訟では、事件当時の同僚であった消防職員が、地元からは遠い東京まで飛行機で日帰りをしながら、裁判を続けていました。あるとき、その一人に尋ねました。

事例2-7

「こんなに遠くまで、非番を潰していらっしゃるのは大変なんじゃないですか」と。その方は淡々とこう答えました。「先生、この裁判は、組織が私たち職員を護ってくれることを確認するための闘いなんです。私たちはどんなに危険な現場でも、組織が自分たちを護ってくれると信じているから、入っていけるんです」

　災害救援者がストレスなく活動を進めるために、社会（世間）と組織が職員を護っていっていただきたいと願っています。

第2章　惨事ストレスの原因　49

第3章　惨事ストレスの症状と経過

　本章では、惨事ストレスの代表的な障害として、急性ストレス障害の症状を説明した後、症状の時間経過について説明します。

第1節　急性ストレス障害の症状

　惨事ストレスの症状の中で、惨事に直面した1カ月以内に生じるストレス症状を、急性ストレス反応と呼びます（第1章第3節参照）。ここでは、DSM-5（American Psychiatric Association, 2013）に基づいて、急性ストレス症状を説明します。DSM-5は、アメリカ精神医学会が制定した精神障害の診断基準で、医師が精神疾患（精神障害）を診断するときに用いられているマニュアルです。このマニュアルの中から、急性ストレス障害の診断基準を抜粋したのが、表3−1です。なお、表3−1は同マニュアルの日本語版に基づいていますが、一部原本から引用者が別訳した部分があります。

惨事との遭遇

　表3−1のAの基準は、惨事との遭遇に関する基準です。危うく死にそうになったか、重症を負ったか、性的暴力を受けたことが、惨事にあたります。同マニュアルの前版（DSM-Ⅳ）には、「性的暴力」が含まれていなかったの

で、DSM-5はより広い範囲の惨事を扱うようになったことがわかります。ただし、事例1-1で紹介した映像を見ていることによるストレスなどは、この定義からはやや外れてしまいますので、改訂されていても、まだ狭い定義であると感じます。

　この定義では、惨事の直接体験（1）だけでなく、外傷的な出来事を目撃した場合（2）や親しい人に惨事が起こったことを知った場合（3）も、急性ストレス症状が出ることを認めています。

　また、外傷的な場面で繰り返し活動する職種である災害救援者の急性ストレス症状（4）を認めている点も、DSM-Ⅳとは大きく変わりました。（ただし、同書の日本語訳版では表3-1の「任務」を「細部」や「詳細」と訳しています）。例としてあがっている「遺体を収集する緊急対応要員」は、日本では自衛隊員、警察官、海上保安官、消防職員や消防団員などにあたります。「児童虐待の任務に繰り返し曝露される警官」には、警察官だけでなく児童相談所の職員も含まれるでしょう。この定義の追加は、惨事ストレスの研究蓄積を踏まえたものと推定されます。

侵入症状

　表3-1のBの基準は具体的な症状を示しています。全部で14の症状があがっており、このうち9つ以上が該当すれば、急性ストレス障害の症状を有していると診断されます。

　最初の症状は、侵入症状です。侵入とは思い出すつもりがなかったり、思い出したくないと思っている外傷的な出来事（惨事ストレスでは惨事にあたります）の記憶が、突然よみがえる現象です。「侵入的記憶」とも呼ばれます。（1）にあがっている「心的外傷的出来事の反復的、不随意的、および侵入的で苦痛な記憶」が侵入の基本症状です。外傷的な出来事に関する苦痛に満ちた記憶が、繰り返し（反復的）、自分ではコントロールできないまま（不随意的）、思い出したくないと思っても（侵入的）現れます。

　侵入症状は夢の形でも現れます。（2）「夢の内容と情動またはそのいずれ

52

表3-1　DSM-5における　急性ストレス障害の診断基準

A.実際にまたは危うく死ぬ、重症を負う、性的暴力を受ける出来事への、以下の
いずれか1つ（またはそれ以上）の形による曝露。

(1)心的外傷的出来事を直接的に体験する。

(2)他者に起こった出来事を直に目撃する。

(3)近親者や親しい友人に起こった出来事を耳にする。

注：家族または友人が実際に死んだ出来事または危うく死にそうになった
出来事の場合、それは暴力的なものまたは偶発的なものでなくてはならな
い。

(4)心的外傷的出来事の強い不快感をいだく<u>任務</u>に、繰り返しまたは極端に曝
露される体験をする。

（例：遺体を収集する緊急対応要員、児童虐待の任務に繰り返し曝露される
警官）

注：仕事に関連する者ではない限り、電子媒体、テレビ、映像、または写
真による曝露には適用されない。

B.心的外傷的出来事の後に発現または悪化している、侵入症状、陰性気分、解離
症状、回避症状、覚醒症状の5領域のいずれかの、以下の症状のうち9つ（ま
たはそれ以上）の存在。

侵入症状　Intrusion Symptoms

(1)心的外傷的出来事の反復的、不随意的、および侵入的で苦痛な記憶。

注：子どもの場合、心的外傷的出来事の主題または側面が表現された遊び
を繰り返すことがある。

(2)夢の内容と情動またはそのいずれかが心的外傷的出来事に関連している、
反復的で苦痛な夢。

注：子どもの場合、内容のはっきりしない恐ろしい夢のことがある。

(3)心的外傷的出来事が再び起こっているように感じる、またはそのように行
動する解離症状。（例：フラッシュバック）（このような反応は1つの連
続体として生じ、非常に極端な場合は、現実の状況への認識を完全に喪失
するという形で現れる）

注：子どもの場合、心的外傷に特異的な再演が遊びの中で起こることがあ
る。

(4)心的外傷的出来事の側面を象徴する、またそれに類似する、内的または外
的なきっかけに反応して起こる、強烈な、または遷延する心理的苦痛また
は顕著な生理的な反応。

陰性気分　Negative Mood

(5)陽性の情動を体験することの持続的な不能。（例：幸福、満足、または愛
情を感じることができない）

解離症状　Dissociative Symptoms

(6)周囲または自分自身の現実が変容した感覚。（例：他者の視点から自分を見ている、ぼーっとしている、時間の流れが遅い）

(7)心的外傷的出来事の重要な側面の想起不能。（通常は解離性健忘によるものであり、頭部損傷やアルコール、または薬物など他の要因によるものではない）

回避症状　Avoidance Symptoms

(8)心的外傷的出来事についての、または密接に関連する苦痛な記憶、思考、または感情を回避しようとする努力。

(9)心的外傷的出来事についての、または密接に関連する苦痛な記憶、思考、または感情を呼び起こすことに結びつくもの（人、場所、会話、活動、物、状況）を回避しようとする努力。

覚醒症状　Arousal Symptoms

(10)睡眠障害。（例：入眠困難や睡眠持続の困難、または浅い眠り）

(11)人や物に対する言語的または肉体的攻撃性で通常示される（ほとんど挑発なしでの）いらだたしさと激しい怒り。

(12)過度の警戒心。

(13)集中困難。

(14)過剰な驚愕反応。

C.障害（基準Bの症状）の持続は心的外傷への曝露後に3日から1カ月。
　注：通常は心的外傷後すぐに症状が出現するが、診断基準を満たすには持続が最短でも3日、および最長でも1カ月の必要がある。

D.その障害は、臨床的に意味のある苦痛、または社会的、職業的、または他の重要な領域における機能の障害を引き起こしている。

E.その障害は、物質（例：医薬品またはアルコール）または他の医学的疾患（例：軽度外傷性脳損傷の生理学的作用）によるものではなく、短期精神病性障害ではうまく説明されない。

American Psychiatric Association (2014)、ただし下線部分は原本から引用者が別訳した。

かが心的外傷的出来事に関連している、反復的で苦痛な夢」とは、夢の内容か夢を見ているときの気持ちが、外傷的な出来事と結びついているような夢を、繰り返し見る現象です。複数のお子さんが殺された現場に入った救急隊員は、下記のような夢を見ています。

事例3-1

　あの殺人事件のあとしばらくたってから、悪夢を見るようになりました。

子どもが殺されている夢。手足がバラバラになっている夢。はっきりした形ではないのですが、つらい気持ちがどんどん湧くような夢。家族は私が毎晩うなされて、夜中に大声を上げていると言っていました。

再体験症状

　3番目の症状は、「再体験」と呼ばれています。表3−1のB（3）「心的外傷的出来事が再び起こっているように感じる、またはそのように行動する解離症状。（例：フラッシュバック）」。外傷的な出来事が、今また起きているかのように感じたり、今起きていることのように行動します。

　再体験の例として「フラッシュバック」があがっています。フラッシュバックにはいくつかの意味がありますが、外傷性ストレス反応の場合は、何かをきっかけにして、突然外傷的な出来事の光景がよみがえる現象を意味します。ある消防職員の経験です。

事例3−2

　木造家屋で火災がありました。かなり放水したあとで、逃げ遅れた人が2名いるという情報があり、はしごをかけて、2階にあがりました。部屋の隅にお母さんと小さなお子さんのご遺体がありました。お母さんは膝を曲げて横向きに倒れていました。お母さんの身体がダムのようになって、内側に水が溜まっていました。お子さんはその水の中に浮かんでいました。お母さんは、お子さんを護ろうとしたんでしょうね。お母さんの背中はすごい火傷でしたが、お子さんには全く火傷はなく、きれいなご遺体でした。

　お子さんのご遺体を両手で抱え、片手で持ってはしごを下り、後続隊に渡しました。（何かストレスを感じましたか？）ストレスですか？　全く感じませんでした。普通の活動でした……。ただ、1週間ぐらいたってからでしょうか。署内で自分のロッカーを開けたときに、突然手に重みを感じました。目を伏せて自分の手をみると、手の上にあのお子さんの姿がくっきり見えて。なぜか涙が溢れてきました。ぼろぼろと泣きました。

第3章　惨事ストレスの症状と経過　*55*

フラッシュバックは、多くの消防職員が体験している症状ですので、フラッシュバックがあったからといって心配することはありません。ただ、（3）の注意書きに留意してください。「非常に極端な場合は、現実の状況への認識を完全に喪失するという形で現れる」という部分です。フラッシュバックが起きたときに、自分がどこにいるかがわからなくなったり、惨事の現場にいるかのような錯覚が生じることがあります。こうした状態を、「失見当識」と呼びます。見当識とは、自分がどこにいて、今がいつであるという感覚です。この感覚が失われ、外傷的な出来事があった現場に戻ったような感覚に陥ってしまいます。

事例3-3

　職場の先輩の話なのですが。あのひどい現場から帰ってから1週間ぐらいして、同僚数人と食堂で現場の話をしていたんですよ。先輩が突然立ち上がって「みんな逃げろ！　ここにいたら焼け死ぬぞ！」と大声で叫んだんです。どうも、現場にいるかのように錯覚したようです。

　フラッシュバックだけであれば、心配はいらないのですが、失見当識を伴う場合は、かなり重いストレス状態であると推定されます。

苦痛や生理的反応

　再体験を引き起こすような刺激を受けると、激しい苦痛や生理的な反応が現れることがあります。表3-1のB（4）「心的外傷的出来事の側面を象徴する、またそれに類似する、内的または外的なきっかけに反応して起こる、強烈な、または遷延する心理的苦痛または顕著な生理的な反応」は、外傷的な出来事（惨事）とどこかつながっている感じがしたり、似ている場面に出遭ったり、似た音を聞いたり、同じような臭いがしたりすると、激しい苦痛を感じたり、発汗したり、身体が震えたりする現象です。消防職員の例です。

事例 3 - 4

　交通事故でお子さんのむごいご遺体を搬送したある職員は、出動要請を伝える管内放送で「交通事故あり。子どもが巻き込まれた模様」と聞くと、出動前に身体が震える症状がしばらく続きました。

感情体験の変化

　急性ストレス障害では、気分の落ち込み（陰性気分）が続くこともあります。（5）「陽性の情動を体験することの持続的な不能」が起こると、幸福感や満足感や愛情などを感じることができなくなります。楽しいとか嬉しいとか面白いといった感情が感じられなくなります。とくに、自分の行動にミスがあったり、悔いが残る活動であったりすると、この陰性気分が生じやすくなります。陰性気分が重くなるとうつ症状を伴い、自殺や離職に結びつくこともあります。

　DSM-5では基準として採用されていませんが、これまでの介入経験では、喜怒哀楽すべての感情が体験されにくくなっているケースもありました。解離症状の中の「失感情」や「感情の平板化」と呼ばれる症状です。失感情は、本人が主観的に感じるケースもありますが、私が接した方には、自身が感情を失っていることを自覚していない方が多かったように思います。周囲の人から見ると、淡々とした口調で人を傷つけるようなことを言ったり、ユーモアのセンスが消えてしまったりしているのに、本人に尋ねると「災害前と変わりません」と答えるのです。

　失感情は解離症状の中でも重い症状であるため、失感情が生じている方には、早めに病院などを受診するように勧めています。

現実感の消失

　表3-1のB（6）と（7）は解離症状です。解離症状とはわかりやすく言うと、「意識がとんだ」状態です。解離が生じると不思議な心理現象が多く起こります。

第3章　惨事ストレスの症状と経過　57

（6）「周囲または自分自身の現実が変容した感覚」には様々な解離症状が含まれています。

　1つは、「現実感の変容」や「現実感の消失」と呼ばれる症状です。目の前で見ている光景から現実感が失われてしまいます。たとえば、私が東日本大震災の2カ月後に被災地に入ったときには、「これが現実か」と信じられない感じに襲われました。ある地域は繁華街がすっかり消え、広い沼地のようになっていたり、別の地域には丘のような大量のがれきが残っていました。1つの集落が多大な津波の被害を受けているのに、小さな岬を越えた隣の集落には全く被害がないという不思議な現象も見ました。これは津波が来た方向のせいだそうです。津波から数カ月たっているのに、地上から10メートル以上もある鉄橋を見上げると、そこに数台の車が載っていたりしました。このような災害現場に遭ったときに、見た光景が現実とは思えないという症状が表れます。被災地で現実感が消失することは一般的な反応なのです。

　一方、被災地から地元に戻ると、今度は地元の日常生活の現実感が失われてしまうことがあります。「なぜ地元の人は楽しそうに笑っているのだろう」と感じたり、「自宅の蛇口をひねると、水が出た。でも、なぜ水が出るのかがわからなかった」と話した人もいました。

　このような現実性の消失が長く続くと、解離症状があると判断されます。

注意の減弱と時間感覚の変容
　表3-1のB（6）には、「他者の視点から自分を見ている」という例があがっています。自分の行動を別の自分が見ているという感覚です。離人症状と呼ばれます。「消火活動をしている自分を、後ろの方から見ている自分がいる感じ」を体験した人がいました。自分が2人いる感じがする場合（多重身）もあります。

「ぼーっとしている」という例は、「周囲に対する注意の減弱」と呼ばれる症状で、消防の現場でも見られる症状です。

事例3-5

　ある消防職員は、炎上している建物の玄関の15メートルほど手前で、消火装備を着装したまま、呆然と立っていました。隊長や他の隊員が無線で何度も、名前を呼んだのですが、反応がありません。仕方がなく、隊長が後ろから肩をドンと叩いたら、ようやくのろのろと動き始めました。

　（6）の例にある「時間の流れが遅い」という症状は、「時間感覚の変容」と呼ばれます。時間が異様に遅くなった感じがしたり、逆に時間が急にたってしまった感じがすることがあります。

記憶を失う

　事例2-1で紹介したように、心理的衝撃を受けると記憶を失う現象は、消防職員でもよく起こります。

　表3-1のB（7）「心的外傷的出来事の重要な側面の想起不能」がこれにあたります。「解離性健忘」と呼ばれます。事例2-1ほどの衝撃でなくても、死別などでも起こることがあります。たとえば、初七日の法要のときに「私は火葬場に行ったでしょうか。葬儀の後しばらくのことがどうしても思い出せなくて」等と話すなど、近親が亡くなった後の記憶を失う人は少なくありません。

　こうした場合に記憶を失っていても、その現場ではきちんと活動していることが多いようです。事例2-1の続きです。

事例3-6（事例2-1の続き）

　この話は、2次ミーティングというグループ・ミーティングの中で話されました。このミーティングには、同じ救急隊のメンバーも参加していました。救急隊員が記憶がとんだことを話した直後に、同席していた救急隊長が、その隊員が現場で救急処置をして、女の子をきちんと後続隊に引き継いだことを細かく説明してくれました。この救急隊員は現場ではきちんと活動してい

第3章　惨事ストレスの症状と経過　59

たのに、その記憶さえとんでしまっていたのです。

　解離性健忘は、職業的災害救援者でもよく起こる解離症状で、比較的軽く経過することが多いようです。ただ、この症状は、職業的災害救援者では上司が見つけやすい症状です。部下や同僚が解離を起こしたかなと感じた場合には、活動後に、その部下に活動報告を求めてください。事例2-1のように、特異な体験の後の数時間の出来事を報告できない場合には、解離性健忘が疑われます。

　なお、頸部外傷やアルコールや薬物による記憶障害は、解離症状から除外されます。

麻痺と孤立

　表3-1には記載されていませんが、解離症状の中で、職業的災害救援者がよく体験する症状に、麻痺と孤立があります。

　麻痺は、運動性と感覚性とに分けて捉えられます。運動性の麻痺は、ふだんであれば働く筋肉が動かなくなるものです。たとえば、腰が抜けるとか指が開かなくなる。筋肉や神経には問題がないのに、何かショックな出来事に出遭ったときにこうした運動ができなくなります。

　感覚性の麻痺は、目が急に見えなくなるとか、耳が聞こえなくなるといった障害が、目や耳や神経には問題がないのに起こる症状です。たとえば、煙のひどい火災現場から帰った消防職員が、署内に白い煙が見え続けたなどの経験があげられます。視覚の麻痺が起こり、正確にものが見えなくなっていたのです。

　孤立は、一人きりという強い感覚です。

事例3-7

　ある消防職員が、火炎のひどい現場に入りました。目の前20センチに炎があり、左右を見ても、炎がありました。炎にまかれたのです。ひどい火炎

でしたので、完全装備で現場に入ったにもかかわらず、下肢に火傷を負った
ほどでした。でも不思議なことに、この現場でこの職員は「痛い」とも「怖
い」とも感じなかったそうです。ただ、「炎の中で一人きりだ」と強く感じ
たといいます。その後帰署してからは、「こんな体験をしたのは、自分だけだ」
と思い込み、他の職員と口をきかなくなりました。

　こうした麻痺や孤立は、解離症状の一つで、災害救援者が体験しやすい症
状です。

避ける

　急性ストレス障害では、外傷となった出来事を思い出すと強い苦痛を感じ
るため、その出来事に関連する記憶や思考や感情自体を避けようとします
（表3−1のB〈8〉）。または、そうした記憶や思考や記憶を呼び起こしやす
いものを避けようとします（表3−1のB〈9〉）。こうした症状を「回避」
と言います。回避されるものとしては、「人、場所、会話、活動、物、状況」
があがっています。

　この中で災害救援者によく見られる回避は、「会話の回避」です。たとえば、
ある消防職員は、食堂で同僚がある火災の話を始めたら、すぐに席を立って
去っていきました。隊長から活動報告の説明を求められたら、「いまは忙し
いので、後にさせてください」と断ったりしました。出来事の話をしなくな
ることが、会話の回避です。

　会話の回避は比較的軽い症状ですが、「活動の回避」は仕事に支障が生じ
るため、重い症状と考えられます。惨事で活動した後に、類似の事案に出動
する前に、身体症状が出たり、不安や負担感を感じたりする現象です。事例
3−4であげた類似事案で身体に不調が出る症状は、活動の回避とも捉えら
れます。

　他に、遺族や関係者に会おうとしない「人の回避」、惨事で使った手袋を
使えなくなったという「物の回避」、災害時に通った道を通勤時に通れなく

第3章　惨事ストレスの症状と経過　*61*

なる「場所の回避」などもあります。

日本で最初に惨事ストレスに取り組んだ先駆者の一人である加藤孝一氏（当時東京消防庁）は、自身の体験を下記のように記しています。

事例3-8

自殺願望の男性が消防や警察の説得を拒否して、デパートから飛び降りる場面を目の前で目撃した。その飛び降りた瞬間の姿や地面に叩きつけられたときの音が、耳に残った。その後、私は通勤途上に近道として使っていたデパート裏の道を避けて通勤するようになり、その出来事を思い出させるものは全て避けた。加藤（2017b）より引用（引用にあたり、読点を加筆した）。

興奮状態が続く

表3-1のB（10）から（14）にあがっている覚醒症状とは、興奮状態が続く症状です。興奮の背後には、不安感が潜んでいることが多いようです。

（10）の「睡眠障害」は多くの災害救援者に見られます。興奮が続き寝入ることができない入眠困難、悪夢を見たり、周囲の物音に敏感になったりして、すぐに起きてしまう浅い眠りなどが見られます。第1章で紹介したように、夜中に目が覚めると、再び寝ることができなくなる症状も見られます。消防職員にはアルコールを飲む方が多いので、無理に眠ろうとして深酒に走ってしまうケースも少なくありません。

怒りっぽくなる

（11）の「人や物に対する言語的または肉体的攻撃性で通常示される（ほとんど挑発なしでの）いらだたしさと激しい怒り」は、惨事に直面した職業的災害救援者に頻繁に見られる覚醒症状です。わずかなミスをした新人にねちねちと小言を言ったり、部下にいじめのような態度をとったり、ふだんはおとなしい部下が上司に怒りをぶつけたりします。怒りの源は、惨事の発生にあるのですが、身近にいる他者に怒りの矛先が向かいやすくなります。

怒りは通常は個別に発生しますが、広域災害や大事故では、職場全体に広がることがあります。被災地で職場全体に広がる怒りについては、第6章で説明します。

　（12）の「過度の警戒心」は、惨事の後で、異様に警戒心が高まる現象です。震災を体験した方の中には、寝る前に、ふだんはしないのに、玄関や窓の鍵を確認したり、ガスの元栓を閉めたりした人もいるのではないでしょうか。

　（13）の「集中困難」は、気がそわそわして落ち着かず、集中してモノを考えられなくなる現象です。ある消防職員は、凄惨な現場に関する報告書を書くためにパソコンの前に座ったのですが、2時間に1文字も打てなかったそうです。

　（14）の「過剰な驚愕反応」は、ふだんであれば驚かないような刺激に、強く驚く現象です。消防職員ではあまり見聞きしませんが、性的暴力を受けた女性が、女性警察官に肩に手を置かれた瞬間に、強い驚愕反応と恐怖反応を示したという例などがあげられます。

休めなくなる

　表3-1には含まれていませんが、職業的災害救援者特有の覚醒症状は、「休めなくなる」ことです。阪神・淡路大震災でも東日本大震災でも、発災後3日間まったく寝ていない消防職員が多くいました。「自分が出勤していないと、現場がうまく回らないんじゃないか」とか、「自分が休んでいるときに、救助要請が来たらどうするんだ」というような一種の興奮状態になっていたようです。ほかにも、ある事故の後、休暇を取ろうとせず、非番なのに職場にやってくる職員もいました。過酷な現場のため、1時間交代と決めて3〜4人の小隊で作業を始めたにもかかわらず、交代時間が来ても現場を離れない職員が続出した現場もありました。

事例3-9

　阪神・淡路大震災で被災地に派遣された後、不思議な行動をとる職員がい

第3章　惨事ストレスの症状と経過　*63*

ました。奥様によれば、非番のときに、自分の車に公務無線を積み、その前にじっと座っていたそうです。無線で自宅近くで事案が発生したと聞くと、そのまま車で現場に向かいました。しかし、同僚によると、現場近くには着くのですが、車から降りることができず、何の活動もできなかったそうです。

　過酷な現場で、休まずに寝食も忘れて活動を続けている職員の話を聞くと、美談のように感じます。しかし、長時間にわたり休憩も入れずに活動を続ければ、活動の効率は下がり、ミスも増えます。心理的にも追い詰められてゆくので、心身の疲労が溜まります。

　被災した地域の消防や病院や企業などでは、長時間にわたる連続勤務をさせないように、管理職の方が配慮してください。「休憩も仕事」と捉えて、休むことを命令するぐらいの強い対応が必要です。その際、管理職の方に言って欲しくない一言があります。「現場に任せる」という言葉です。その「現場」では、中間管理職（消防で言えば小隊長さん）が一睡もせずに働き続け、部下には「休め休め」と言っていることが多いのです。上司が休んでくれなければ、部下たちは自分から休みを取ることができません。

　被災時や大事故発生時には、部下をうまく休ませることが上長の力量と、ご理解ください。

時間の条件と除外規定

　表３−１のＣの基準は、症状が出現し、持続する時間の条件を示しています。急性ストレス障害と診断されるためには、Ｂの諸症状が３日間以上１カ月以内続くことが必要です。「１カ月以内」というのは、１カ月以上続いた場合には、心的外傷後ストレス障害と診断されるためです。

　また、表３−１のＥの基準は、物質（医薬品やアルコール）の摂取や他の医学的疾患によるものではないこと、という除外規定です。たとえば、アルコール乱用による精神症状や、発熱を伴う脳疾患などによる症状ではないことを確認する必要がある、という意味です。

苦痛と機能障害

　表3-1のDの基準は、「強い苦痛」（表3-1に示した日本語版ではsignificant と言う原語を「意味のある」と訳しています）または「社会的、職業的、または他の重要な領域における機能の障害」という要件を示しています。

　前者は強い苦痛を伴うという意味です。後者は、無断欠勤が続くとか仕事の効率が著しく下がったり（職業的機能障害）、円満だった家庭で家庭内暴力が始まったり、離婚を考えるようになったり、友人関係が壊れたりする（社会的機能障害）現象を指します。普通の生活ができなくなるほど、症状が重くなっている状態です。

　しかし、不思議なことに、消防職員には、このDの基準を満たす人が少ないのです。Bの症状のいくつかを持っているけれど、仕事はギリギリこなしているし、家族ともうまく接している職員が多い。こうした急性ストレス症状は見られるけれど、障害とは言えない状態を、「急性ストレス反応」と呼ぶことがあります。DSM-5では、「適応障害」という診断名になります。

　いくつかの調査結果（畑中，2009など）を踏まえると、消防職員の中で急性ストレス障害や心的外傷後ストレス障害に罹患している可能性のある職員は1％未満にとどまっています。一方、急性ストレス反応や心的外傷後ストレス反応レベルにある職員は9％でした。これら2層以外に何らかのストレス症状を経験した方が39％いると推定されています（松井，2008）。言いかえれば、消防職員全体の約半数が、惨事ストレス症状を体験したことがあるのですが、ストレス反応がある方は全体の1割程度で、障害レベルの方は1％未満であると推定されます。

　なお、DSMと並ぶ国際的な疾病分類であるICD-11（International Classification of Diseases 11th Revision）では、急性ストレス反応、心的外傷後ストレス障害（PTSD）、複雑性心的外傷後ストレス障害（複雑性PTSD）が診断名となっています（https://icd.who.int/）。DSM-5と比べると、ICD-11ではPTSDの定義がすっきりしており、長期の家庭内暴力による被害などを複雑性PTSDとして、PTSDから分離していることなどに特徴が見られます（飛鳥井，2019）。

第3章　惨事ストレスの症状と経過　*65*

第2節　惨事ストレスの時間経過

　前節では、急性ストレス障害緒症状を説明しましたが、これらの症状が1カ月以上持続したり、1カ月以降に現れたりすると、心的外傷後ストレス障害と診断されます。本節では、ストレス症状の時間経過について、説明します。

被災時のストレス症状が長引くとき

　図3-1は、惨事ストレス反応の時間経過を模式的に表した図です（松井, 2011）。元の図はイギリス海軍で惨事ストレスシステムを推進しているグリーンバーグ（Greenberg,N.）氏の講演（未発表）で用いられた図です。実際の惨事ストレス反応の経過は、このように平坦ではありませんが、わかりやすさのために単純化してあります。

　図では時間経過を横軸に、ストレス反応の強さを縦軸で表しています。左下の「直面」は、被災した時点や現場に派遣された時点を表します。「A」は急性期の終わりを示し、「B」は慢性期の始まりを示します。

　3本の線のうち、実線（－）は一般的な経過を表しています。被災したり、被災地に派遣されたりして、惨事に直面すると、直後に強いストレス反応が見られます。この反応は数日間か数週間続きますが、反応は徐々に減ってゆき、A時点では半分ぐらいになり、B時点では日常生活には支障のない程度になっていきます。これが、被災した人や派遣された人が一般的に経験する経過です。個人的な印象では、消防職員の場合には8割ぐらいの職員がこの経過をたどっています。

　点線（…）は、直後に他の人より強いストレス反応を示すパターンです。これまでの介入経験では、被災当日や派遣された当日より2、3日後の方が反応が強くなる人が多いようです。図ではA時点までストレス反応がやや下がっていますが、高いままで経過する人もいます。この経過は、遷延化や慢性化と呼ばれます。陸上自衛隊で惨事ストレスへの介入を進めてきた下園壮

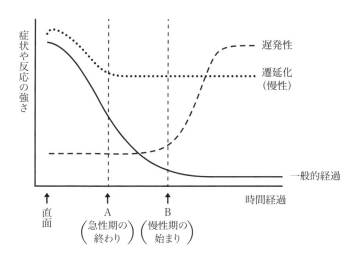

図3-1 惨事ストレス反応の時間経過

(松井, 2011)

太氏は、惨事ストレスの遷延化に関連する要因として、無力感（自信の低下）と自責感（罪悪感）を重視しています（下園, 2002；2018；山際, 2018）。消防における介入でも、これらの要因が遷延化（慢性化）をもたらしやすいと感じています。この自責感や無力感は、東日本大震災で多く見られました。

事例3-10

　東日本大震災のある消防職員の話です。勤務していた消防署は、海岸からは離れていたのですが、津波の襲来が懸念されました。そこで、消防車両を丘の上に移動させ、近隣住民に丘の上への避難を呼びかけました。避難中に津波が襲来しましたが、なんとか無事に避難できました。丘の上で近隣住民とほっとしていたときに、津波の中を木造家屋の屋根が浮かんでくるのを見ました。屋根の上には3人の人がいて、消防の制服が見えたのでしょう。嬉しそうに手を振っていました。しかし流れが速く、そのまま流されていきました。その住民が嬉しそうに手を振っている光景が、長く脳裏から消えませんでした。

大災害は、災害救援者だけでなく一般住民にも、自責感や無力感をもたらす体験を残しました。以下の事例は、阪神・淡路大震災の被災地で採集された流言です。震災後の火災が迫る町中の出来事でした。

事例3-11

　火の手が迫ってくる。中学生の子どもは倒れた家の梁に体を挟まれていて、いくらひっぱっても助け出せへん。父親は半狂乱になってこの女の子の手を引き続けていたそうやが、そのうち「お父さん、もうええから逃げてや」と今度は子どもの方が泣きわめきながらいったんやて。

　そんでも、父親は必死に助け出そうとしていたようやけど、どないにもならん。火はどんどん熱うなってきてこらえきれん。仕方なか、とその人は泣きながら近くにあった瓦礫を拾うと、子どもの髪の毛を切ったんだそうや。それが遺髪になったんや。（ニューズワーク阪神大震災取材チーム，1995）

　この事例は流言として収集されていますが、同震災では似た実話も多くあったと聞いています。東日本大震災でも、津波の濁流の中、助けを求められたのに、助けられなかったことに、罪悪感を感じ続けた人の話が多く残っています（金菱，2012など）。

　これらの方々が、いつかご自分を赦せるようになりますようにと、心から願います。

遅れて現れるストレス

　図3-1の破線（－－）は、やや不思議な経過をたどります。被災した直後には少しストレス反応が出るのですが、他の職員に比べれば低めです。そのまま、B時点まで推移して、B時点を過ぎたあたりからストレス反応が強く出てきます。こうした経過は、遅発性と呼ばれます。

　消防職員の一部が遅発性ストレスを示すことは、1980年代にオーストラリアの山火事で消火活動を行った消防職員のストレスを分析した研究

68

（McFarlane, 1988）で既に明らかになっています。9.11アメリカ同時多発テロ事件で、救助復旧活動に従事した労働者とボランティアの5～6年後のストレスを調査した結果（Brackbill, et al., 2009）によれば、2003～2004年にはストレス症状を示さなかったにもかかわらず、2006～2007年にストレス症状を示すようになった人が、10.8％もいました（松井ほか，2011）。

　日本でも、阪神・淡路大震災で活動した神戸市消防局員で、震災当時に消防本部や消防署で指揮命令をしていた職員（待機群）は、震災13カ月後にはストレスが見られなかったのですが（兵庫県精神保健協会こころのケアセンター，1999）、4年半後には12.4％が、ストレスのハイリスク群になっていました（兵庫県精神保健協会こころのケアセンター，2000）。全国の消防職員の調査結果を再分析した研究（松井ほか，2011）では、急性期にはストレス反応が少なかったのに、調査時点ではストレス反応を多く示した遅発群が、全体の6.8％を占めていました。この遅発群には、指揮本部要員が多く含まれていました。指揮本部要員とは、管理職や総務職の人を指します。

　これらの調査結果を踏まえると、遅発性の惨事ストレスは、指揮命令を下す立場にある管理職や総務職に多いことがわかります。

管理職のストレスが遅発するのは

　管理職や総務職員に遅発性のストレスが多いことは、消防職員や看護職員への調査や介入経験でも確認されています。これらの人に遅発性ストレスが多い理由を説明します。

事例3-12

　ある管理職の方は、公務で外出中に東日本大震災に遭いました。すぐに車で帰署しようとしましたが、沿岸部の道路は使えません。内陸部に入ったのですが、信号は消え、車のGPSは山中ではぐるぐると回り、役に立ちません。夜半には街路灯も消えていたので、車のヘッドライトの明かりに少しでも見慣れた場所がないかを探しながら走ったそうです。翌朝ようやく職場に入り

ました。が、数人の前である部下がこの人に向かって指を差し、「あんたは
××（職名）失格だ！」と叫んだそうです。その場は、何とか収めたのです
が、数カ月たってから、この部下の言葉を思い出し、「自分はやはり管理職
に向いていないのではないか」と悩むようになりました。

　この事例では消防を例にとっていますが、他の職種でも、被災した組織の
中で管理職として悩む方は、少なくありませんでした。「震災当時の自分の
判断に間違いはなかったか」や「自分が別の指示をしていれば、部下をあれ
ほど苦しめずにすんだのではないか」と密かに悩む管理職の方に会いました。
　被災した組織の管理職は、情報の乏しい中で緊急に判断すべきことが多く
あります。しかし、管理職は緊急判断の内容を部下に相談できない傾向があ
ります。事例3−12のように、部下からの怒りが向けられることもあります。
　一般職員であれば、他の組織からの支援を受けて休暇をとり、被災した自
宅の整理などをすることもできますが、管理職には交代要員がいません。部
下の休養を優先し、自身の休養は取りにくく感じている人が多くいました。
ふだんであれば、他の管理職者と相談できていた方も、被災時には相談相手
が多忙で、相談できません。これらの要因が重なり、孤立感を感じている管
理職もいました。
　被災した管理職にかかるこれらのストレスも、被災直後から急性期には、
現実的な課題の対処に追われ、ストレス反応としては現れにくいようです。
図3−1のB時点のように、被災による混乱が収まり、一般職員の心身の疲
れも癒え始めた頃になって初めて、管理職自身が心身の疲れを自覚し、スト
レス反応が現れるものと考えられます。

総務職の遅発性ストレス
　消防の総務職のストレスが遅発しやすい理由は、業務の性質にあるようで
す。被災直後は、職員の安否確認に始まり、資機材や施設の被害の確認、職
員の避難場所の把握、県や市町村への報告、外部支援の受け入れなど、多忙

な状態が続きます。ストレスを感じても逐次的な課題が山積していますから、ストレス反応を自覚しないことが多いようです。また、他の職員に比べると、署外に出ることや被災地を回ることも少ないため、惨事を目撃する機会も少なくてすみます。A時点では、健康診断が行われることもありますが、総務職自身は受診する時間がとれなかったりもしました。

そうしてB時点になると、「自分も人を助けたくて、消防職員になったのに、自分は人一人助けられなかった。自分が相手をしたのは書類の数字ばかりで、何のために消防に入ったのだろう」と無力感に襲われるようです。

A時点とB時点はいつ

こうしたストレスの時間経過を踏まえると、一般的な職業的災害救援者の惨事ストレスケアは、直後が中心となりますが、管理職や総務職の方のケアは、図3-1のB時点の前がよいようです。具体的なケアの仕方については、第4章と第5章で説明します。

では具体的に、A時点とB時点はいつと見ればよいでしょうか。一般的な災害や事故では、急性期の終わりであるA時点は1カ月後、慢性期の始まりであるB時点は3〜6カ月後と見られます。しかし、東日本大震災で介入された精神科医や臨床心理士は、宮城県や岩手県ではA時点が2〜3カ月後に来たと、感じていました。そうであれば、B時点は1年〜1年半後に来たと考えられます。実際に1年後のこの時期から、宮城や岩手の被災地では、大量の早期退職が続きました（読売新聞2012年6月12日朝刊）。

しかし、原子力発電所の事故を伴った福島県沿岸部では、3カ月たってもA時点が見えていませんでした。福島県沿岸部では、放射線被曝の恐れ、長期にわたり繰り返された避難、長期避難による家族の分断、職場に居続けた職員と避難後に戻った職員間の組織内の心の分断など、多くの問題が発生しました（相川，2013；成，2015など）。このため、ストレスも長く続いたと考えられます。

第3章　惨事ストレスの症状と経過　71

第3節　惨事ストレスの構造

　ここまで惨事ストレスの原因と症状の時間経過について説明してきましたが、惨事ストレスをどのように捉えるかについて、少し説明します。
　私が学び始めた頃は、惨事ストレスを図3-2のように理解していました。震災などの大惨事が起こると一部の人に急性ストレス障害（ASD）が起こり、時間が経過すると、心的外傷後ストレス障害（PTSD）に移行するというイメージです。しかし、惨事ストレスに関して学び、研究データを分析し、介入経験も得た現在は、図3-3のように惨事ストレスはやや複雑な構造であることを理解してきました。
　図3-3を説明する前に、消防職員の惨事ストレスに関する調査結果を紹介します。

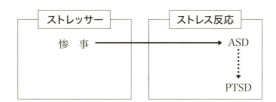

図3-2　惨事ストレスの構造（研究前の理解）

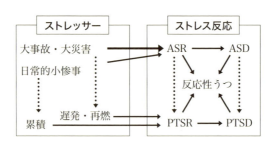

図3-3　惨事ストレスの構造
　‥‥▶線は時間経過を表す。

意外な調査結果

　総務省消防庁では、2002年に全国の消防職員の惨事ストレスに関する調査を行いました（消防職員の現場活動に係るストレス対策研究会，2003）。この調査では、いくつか意外な結果が得られました。

　第1は、惨事ストレスのハイリスク者の多さでした。「過去10年間における衝撃を受けた災害に出場した経験」があるかを尋ねました。その結果、一般の消防職員（正確に言えば消防司令以下の現場職員）の58％が「ある」と答えました。そのうち、IES-R-J尺度（コラム3）のハイリスク者は15.6％でした。対策研究会がスタートした時点では、消防関係者の研究会員は「日本の消防職員は心身を鍛えているので、惨事ストレスなんてほとんど起きていない」と予想していたのですが、惨事に遭った消防職員の6人中1人の割合で惨事ストレスを体験していました。

　第2の意外な結果は、勤続年数によるIES-R-J尺度の得点の違いでした。対策研究会では「若い職員はやわになっているので、惨事ストレスは若い職員で出やすいのではないか」という意見も聞かれました。調査結果を図3-4に示します。図は左から勤続年数の短い（若い）人で、右に行くほど年数の長いベテランを表しています。消防では高校や大学の新卒の方が多いので、

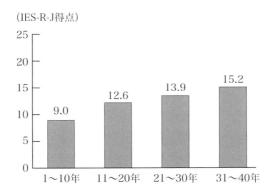

図3-4　勤続年数別にみたIES-R-J得点の平均値
　消防職員の現場活動に係るストレス対策研究会（2003）より作図。

勤続年数はほぼ、年齢と重なります。IES-R-J得点は高いほど、外傷性ストレス（惨事ストレス）症状が強いことを意味します。図からわかるように勤続年数の長いベテランほど惨事ストレス症状を多く有していました。当初の予想とはまったく逆に若手よりベテランの方が惨事ストレスが重かったのです。

ストレスの累積

なぜベテランの方が惨事ストレスが重いのでしょうか。この理由は３つ考えられます。

第１は、高齢になると心身の機能が衰えるため、ストレスに弱くなる可能性です。若い人は身体能力が高いので、ストレスを受けにくいという考えです。若い人は自分の体力や気力に自信があるため、危険な現場にも意欲的に出かける傾向が見られます。この意欲の高さからストレスを感じにくい面があると考えられます。

第２は、ストレスの累積です。一つ一つは大きな出来事でなくても、ストレスになる出来事を繰り返し体験することによって、ストレスが累積してゆき、重い症状になってゆくという可能性です。

この累積ストレスは、消防ではとくに救急隊員に生じているのではないかと推定しています。消火活動であれば、個別の活動の後に振り返りの会やグループ・ミーティングを開くことができます。しかし、救急隊員とくに都市部の救急隊員は、出動回数が多いため、ミーティングを開く時間などもない状態が続きます。このため、ストレスが累積しやすい環境にあります。ある都市部の消防本部では、１当番約24時間で10件以上の出動がありました。このような活動に携わった隊員によれば、仮眠どころか食事も満足にとれなかったそうです。当番後にゆっくりと話し合いをするより、早く帰宅して休養したいという気持ちが優先されがちです。そのため、職場内で充分なストレスケアができにくいと考えられます。実際に、図３−４と同じデータを職務別に分析したところ、表３−２のようになりました。救助を主な職務とする職員より、救急隊員のほうがIES-R-J得点が高かったのです。救急隊員は、

74

表3-2　職務別にみたIES-R-J得点

	消防		救助		救急	その他	検定
N	229		151		226	130	F=3.680
平均	12.939	>	9.364	<	13.305	12.338	df=3, 732
SD	13.247		9.942		11.677	12.817	p<.05

一つ一つは重大な事件でなくても、ストレスが累積してしまいがちなのです。

ストレスの再燃

　ベテランで惨事ストレスが重くなりがちな第3の理由は、ストレスの再燃です。複数の年配の消防職員の話では、若いときにある出来事で少しストレスを感じたが、しばらくするとすっかり忘れていたのに、あることをきっかけに当時のことを思い出すことがあるといいます。こうした現象を、（私の勝手な命名ですが）ストレスの「再燃」と呼んでいます。

事例3-13

　ある消防署長の経験です。管内で、お子さんが亡くなる火災がありました。署長は現場で活動した若い職員を呼び出し、活動報告を受けていました。この最中に、署長は突然、自分が若いときに最初にお子さんのご遺体を搬送した事案を思い出しました。その中で、こんな考えが思い浮かびました。「そういえば、あのお子さんのご両親は、どこであのご遺体と会えたのだろう」、そして「あのお子さんは、お爺ちゃんにとって、初めての内孫だったのではないか」と。

　このように以前の出来事のストレスが再燃したときに、年配の職員は自分の人生経験を踏まえて、被災者の体験を理解します。たとえば、同じようにお子さんのご遺体を救出したケースを想像してください。お子さんのご遺体は、若い職員にとっては小さなご遺体でしかないかも知れません。しかし、

第3章　惨事ストレスの症状と経過　75

子育てをしたことのある年配の職員であれば、お子さんを授かったときの親や祖父母の嬉しさ、添い寝したときに感じたいとおしさ、歩き始めたときの驚き、七五三のときの誇らしさ、初登校の不安など、親御さんの様々な気持ちを思い浮かべることができます。年配の職員であれば、そのお子さんを失った親御さんの悲しみが、深くわかるようになります。

　死や悲しみの意味づけが年齢によって異なることが、年配職員のストレスの再燃に影響しているのではないかと、推定しています（この推定は、臨床介入や消防職員からの聴き取りに基づくもので、研究知見は未見です）。

惨事ストレスの構造

　以上の考えに基づいて、惨事ストレスの構造を図示したのが、図3-3です。図の左側がストレスの原因であるストレッサーで、右側がストレスの結果であるストレス反応です。大事故・大災害では、（消防職員では）8割ぐらいの方が）急性ストレス反応（ASR）を起こします。この反応にはストレスの身体症状も伴います。急性ストレス反応が重くなった場合は、急性ストレス障害（ASD）になるケースもあります。一方、日常的な小惨事（グリーンバーグの「重大事案」）でも、急性ストレス反応が起こることがあります。急性ストレス反応が長く続く（遷延化）と、心的外傷後ストレス反応（PTSR）になることがあります。心的外傷後ストレス反応が重症化したり、急性ストレス障害が持続すると、心的外傷後ストレス障害（PTSD）になることがあります。

　一方、日常的な小惨事のストレスが累積して、心的外傷後ストレス反応になるケースや、大事故・大災害のストレスが遅発したり、再燃したりして、心的外傷後ストレス反応を起こすケースも考えられます。上述したように、消防においては累積は救急隊員に起こりやすく、遅発や再燃は管理職に起こりやすい現象です。再燃や累積が起きた人が、精神医療やカウンセリングを受診した場合には、ストレスの原因の特定（表3-1のAの基準）が難しくなるようです。

　このように、惨事ストレスの構造は複雑です。

■コラム3

IES-R-J とは

　本書では随所に、IES-R-Jという心理尺度の結果が紹介されています。同尺度は惨事ストレスを含む外傷性ストレス反応を測定するために開発されました。英語の原版は、ホロビッツほか（Horowitz, Wilner, & Alvarez,1979）が作成し、ワイスとマーマー（Weiss & Marmar, 1997）が改訂しました。英語では、IES-R（Impact of Event Scale Revised）と呼ばれます。この尺度を飛鳥井望氏（Asukai, et al., 2002；飛鳥井,1999）が日本語に訳され「改訂出来事インパクト尺度日本語版」（IES-R-J）を作成しました。日本語版は下記のとおりです。教示文の中の「その現場活動に関して」という部分は、たとえば「西日本豪雨に関して」などのように、惨事の内容に即して変更することができます。

＊尺度内容

> 　下記の項目はいずれも、強いストレスを伴うような出来事にまきこまれた方々に、後になって生じることのあるものです。その現場活動に関して、本日を含む最近の1週間では、それぞれの項目の内容について、どの程度強く悩まされましたか。あてはまる番号に〇をつけてください。（なお、答えに迷われた場合は、不明とせず、もっとも近いと思うものを選んでください。）
>
> 1.どんなきっかけでも、そのことを思い出すと、そのときの気持ちがぶり返してくる。　　　　　[0全くなし　1少し　2中くらい　3かなり　4非常に]
> 2.睡眠の途中で目が覚めてしまう。
> 　　　　　　　　　[0全くなし　1少し　2中くらい　3かなり　4非常に]
> 3.別のことをしていても、そのことが頭から離れない。
> 　　　　　　　　　[0全くなし　1少し　2中くらい　3かなり　4非常に]
> 4.イライラして、怒りっぽくなっている。
> 　　　　　　　　　[0全くなし　1少し　2中くらい　3かなり　4非常に]
> 5.そのことについて考えたり思い出すときは、なんとか気を落ち着かせるようにしている。　　[0全くなし　1少し　2中くらい　3かなり　4非常に]

6.考えるつもりはないのに、そのことを考えてしまうことがある。
　　　　　　　　　　　[0全くなし　1少し　2中くらい　3かなり　4非常に]
　7.そのことは、実際には起きなかったとか、現実のことではなかったような
　　気がする。　　　[0全くなし　1少し　2中くらい　3かなり　4非常に]
　8.そのことを思い出させるものには近寄らない。
　　　　　　　　　　　[0全くなし　1少し　2中くらい　3かなり　4非常に]
　9.そのときの場面が、いきなり頭に浮かんでくる。
　　　　　　　　　　　[0全くなし　1少し　2中くらい　3かなり　4非常に]
10.神経が敏感になっていて、ちょっとしたことで、どきっとしてしまう。
　　　　　　　　　　　[0全くなし　1少し　2中くらい　3かなり　4非常に]
11.そのことは考えないようにしている。
　　　　　　　　　　　[0全くなし　1少し　2中くらい　3かなり　4非常に]
12.そのことについては、まだいろいろな気もちがあるが、それには触れない
　　ようにしている。[0全くなし　1少し　2中くらい　3かなり　4非常に]
13.そのことについての感情は、マヒしたようである。
　　　　　　　　　　　[0全くなし　1少し　2中くらい　3かなり　4非常に]
14.気がつくと、まるでそのときに戻ってしまったかのように、ふるまったり
　　感じたりすることがある。
　　　　　　　　　　　[0全くなし　1少し　2中くらい　3かなり　4非常に]
15.寝つきが悪い。
　　　　　　　　　　　[0全くなし　1少し　2中くらい　3かなり　4非常に]
16.そのことについて、感情が強くこみあげてくることがある。
　　　　　　　　　　　[0全くなし　1少し　2中くらい　3かなり　4非常に]
17.そのことを何とか忘れようとしている。
　　　　　　　　　　　[0全くなし　1少し　2中くらい　3かなり　4非常に]
18.ものごとに集中できない。
　　　　　　　　　　　[0全くなし　1少し　2中くらい　3かなり　4非常に]
19.そのことを思い出すと、身体が反応して、汗ばんだり、息苦しくなったり、
　　むかむかしたり、どきどきすることがある。
　　　　　　　　　　　[0全くなし　1少し　2中くらい　3かなり　4非常に]
20.そのことについての夢を見る。
　　　　　　　　　　　[0全くなし　1少し　2中くらい　3かなり　4非常に]

21. 警戒して用心深くなっている気がする。
　　　　　　　　　[0全くなし　1少し　2中くらい　3かなり　4非常に]
22. そのことについては話さないようにしている。
　　　　　　　　　[0全くなし　1少し　2中くらい　3かなり　4非常に]

＊採点方法
　合計得点を算出する。合計得点が25点以上は要注意（ケース群）となる。

　IES-Rは、「再体験・侵入」「回避」「覚醒亢進」の3つの下位尺度から構成されており、下位尺度毎に合計点を算出することができます。また、すべての合計点を算出することもできます。合計点が25点以上の場合、外傷性ストレス症状が重いという意味で「ハイリスク」と呼ばれます。東日本大震災の半年後の南関東居住者のハイリスク率は、13％でした（表7-3）ので、この比率よりハイリスク率が高い場合には、その集団は外傷性ストレス反応が強く現れていると判断できます。

　ただし、図3-1の実線で示したように、惨事に出遭った直後にはストレスが高くなります。この時点ではIES-R-Jの得点が25点を超えることも多くあります。現在私は、同尺度を惨事の2〜4週間後に実施し、その4週間後に再度実施して、得点の推移を検討するように勧めています。1回目の得点が25点を多少超えていてもあまり深刻に捉える必要はありません。1回目より2回目の方が得点が下がっていたら、実線（一般的な経過）になっているので、安心してください。しかし、得点が横ばいであったり、上昇している場合には、点線や破線（慢性や遅発性）である可能性があります。

　なお、IES-Rでは生活上の機能障害を測定できないという批判もあり、生活上の機能障害を測定する項目や尺度と組み合わせて用いられることもあります。

　　　　　　　　　　　　　　　　　　　　　　　　　　　　　　　（松井　豊）

第4章　個人で行う惨事ストレスのケア

　惨事ストレスのケアには、個人でできるケアと組織で対応すべき対策があります。本章では、個人的なストレスケアについて説明します。個人で行うストレスケアは、一人で行うセルフケア（自己解消法）と他者とのかかわりの中で行うケア（社会的解消法）に分かれます。

第1節　一人で行うセルフケア

　一人で行うストレスケアは、惨事に限らずふだん私たちが普通に行っているストレス解消法を含みます。そのリストを表4−1に示しました。

アルコールやタバコに頼らず休養を

　日常的なストレスケアの第一歩は、飲食の節制と充分な睡眠や休養です。ストレス解消法として、大量のごちそうを食べたり、アルコールを飲み過ぎたりすることがあります。これらは一時的にはストレス解消になりますが、これらを続けると、体調を崩したり、アルコール依存に陥ったりします。ストレスの解消にタバコやアルコールに頼るやり方は、かえってストレスを溜めてしまいます。飲食の適度な節制が必要です。

　充分な睡眠をとり、無理のない範囲で休養をとることも、ストレスケアに

表4-1　個人のストレスケア

セルフケア（自己解消法）
①飲食の節制・充分な睡眠や休養
②リラクセーション
③趣味・レクリエーション・運動
④発想の転換
　無理に忘れようとしない
　限界を自覚する
　ちょっといい加減になる
　成長への希望を持つ
⑤感情の発散

社会的解消法
⑥家族との会話
⑦知人友人との会話
⑧対人関係の修正

必要です。ただし、大震災や水害などの被災地ではいずれもとりにくい状況が続きます。第1章で、睡眠障害が惨事ストレスの一つの特徴であると紹介しましたが、被災地では興奮した気持ちが続いて寝つけなかったり（覚醒亢進症状）、避難生活により環境が変わるため、眠りが浅くなることもあります。このように、睡眠不足や休養不足の状態が続くと、仕事の効率が下がり、事故を招いてしまう危険性もあります。ちょっとした時間や場所を見つけ、無理をせず休息をとるように心がけてください。

呼吸によるリラクセーション

　意識的にリラックスを得るために、リラクセーション（リラクゼーションとも言います）の技法を学んでおくことも有効です。

　古くから行われているリラクセーション技法としては、呼吸法が有名です。たとえば、3秒で息を吸って、7秒で吐くといった呼吸を10回程度行います。この際、口で呼吸しても鼻で呼吸しても大丈夫です。呼吸に注意を向けて、

とくに吐く息に意識を集中してください。ゆっくり吐くことが大切です。

　過呼吸発作とも呼ばれる過換気症候群では、不安などにより呼吸が速まり、吸気が多くなるために起こることが知られています。リラクセーションのための呼吸法は、ゆっくり吐くことによって、リラックス状態を引き起こすところにポイントがあります。

マインドフルネス

　リラクセーションの技法としては、瞑想やヨガが有名ですが、最近では瞑想を基盤とするマインドフルネスという技法が流行しています。

　マインドフルネスとは、「今ここでの経験に、評価や判断を加えることなく、能動的な注意を向ける」心理状態と、その心理状態を生むための介入方法を意味します（杉浦，2008）。マインドフルネスの介入方法であるマインドフルネス瞑想法を開発したカバットジン（2007）は、マインドフルネスを「注意に集中すること」と表現しています。

　マインドフルネス瞑想法をはじめとするマインドフルネスを用いた心理療法は多岐にわたります。元の技法はカバットジンに紹介されていますが、現在はこの技法を応用した療法が、数多く開発されています。また、かなり複雑な構造になっている技法が多くなっています。外傷体験に関するマインドフルネスの介入例は大谷（2017）に、最近の研究動向は貝谷・熊野・越川（2016）に、それぞれ紹介されていますので、ご参照ください。

　なお、ネット上には、「マインドフルネス」と称して、カルトではないかと疑わせるような「セミナー」も散見されました（サリン事件を起こしたオウム真理教は、ヨガを入り口に反社会的カルトへの勧誘を行っていました）。

臨床動作法

　リラクセーションに関連する技法の中では、臨床動作法も有名です。

　臨床動作法は、動作を通して心理的問題を解決する心理療法で、九州大学（当時）の成瀬悟策氏らによって開発された技法です。動作法とも呼ばれま

す。同療法は、初期には脳性小児麻痺の治療法として開発されましたが、現在では、統合失調症、うつ病、不登校の子ども、スポーツ選手のメンタル強化、外傷性ストレス障害など、広い対象に適用されています（長谷川，2017）。同療法では、主体的な動作を通して、筋緊張と弛緩を体験し、積極的に心身を緩めてゆく技法です。

　災害の被災地への適用としては、兵庫教育大学の冨永良喜氏が中心となって、阪神・淡路大震災で被災した児童や生徒に実施され、大きな成果を上げました。

　東日本大震災においても、「こころのサポート授業」として実施され、ストレスケアのすぐれた技法として高い評価を得ています（鶴，2017）。

　一人でできる臨床動作法の例を、表4-2に示しましたので、ご参照ください。なお、ペアで行う臨床動作法に基づくリラクセーションは、山中（2005）にわかりやすく紹介されています。

表4-2　臨床動作法の肩上げ動作課題

①イスになるべくからだをまっすぐに立てて座り、腕を横にたらして準備姿勢をとる。
②両肩をゆっくりと上げてゆく。肩の上がってゆく感じや凝りの感じに注目しながら上げて行く。（ヒジに力を入れないように、だらっとさせておく。「耳に肩を近づけるように」と教示することもある）
③さらにせいいっぱいギューッと上げて、そこで数秒止め、肩・頸・背の感じに注目する。凝りや痛みがあれば、こうして待っていれば硬さが緩んで楽になると思いながら少し待つ。（「緊張している感じがわかりますか」とか、「痛い感じがありますか」などと教示する）
④ゆっくりと力を抜いて肩を下げてゆく。その時に、「私が力を抜いていくので肩が下がる」といった感じで肩を下げてゆく。
⑤下げきったところで、肩・頸・背の自体感（身体の変化した感じや気持ちの変化）を味わう。（「力が抜けた感じを味わって下さい」などと教示する）

　　鶴（2017）に、筆者の実施時の教示などを加筆した。（　）は引用者の加筆部分。

お風呂でリラックス

　以上のように様々なリラクセーション技法があるのですが、私が多くの方に勧めているのは、入浴です。温めの風呂に8〜10分ぐらい浸かると、リラックスが得られると言われています。

　入浴すると唾液中のストレスを示す物質が減少した等の研究報告（阿部，1996；和田ほか，2011）があり、熱を受けるとある種のタンパク質が生成されて健康に寄与するなどの説もあります（伊藤，2014）。女性には半身浴が人気のようですが、半身浴では、浴室の温度管理が必要なので、全身浴でよいようです。

　広域災害の後では断水や浴室の被害などにより、入浴は難しくなりますが、日常生活でストレスが溜まったときには、手軽に実行できるリラクセーションです。普通の風呂だけでなく、温泉はさらにストレス低減効果があpますので（渡部ほか，2003）、被災地や職場から少し離れて温泉に出かけるというのも、よいストレス解消法です。

趣味・レクリエーションは広く

　趣味やレクリエーションや運動は、日常的に行えるストレス解消法です。

　産業精神保健の専門家である島津（2014）は、趣味やレクリエーションなどの気晴らし活動を上手に行うポイントを表4-3のようにまとめています。「①報酬性が高い」とは、行動自体が楽しく面白い活動であることを意味し

表4-3　上手な気晴らしのポイント

---

　①報酬性が高い
　②コストが高すぎない
　③気晴らしのための環境を整える
　④問題解決への努力も忘れずに
　⑤気晴らしのレパートリーを広く持つ

島津（2014）に基づく。

ます。「②コストが高すぎない」は、時間や手間や費用がかかりすぎない活動であることです。「③気晴らしのための環境を整える」は、ストレスや気がかりなことが気晴らし活動中に頭に残らないように、準備しておくことです。具体的には、気晴らし活動前に気になっていることを手帳やメモで書き出しておくことなどを紹介しています。「④問題解決への努力も忘れずに」は、活動後には、ストレスや気がかりなことにきちんと取り組むことを意味します。島津は「よく働き、よく遊べ」が基本であると述べています。「⑤気晴らしのレパートリーを広く持つ」ことは、1つの活動ができなくても他の活動で補えることを意味します。惨事ストレスに即して言えば、仲間とカラオケの趣味を持っている人が、災害でカラオケボックスなどが使えなくなっても、スマホで音楽を聴くなどの他の気晴らしを楽しめれば、ストレスを溜めずにすむという例があげられるでしょう。

　また、気晴らしは自分一人で行う活動と、人とかかわりながら行う活動の両方を持っている方がよいようです。一人で行う気晴らし法しかもっていない方は、惨事ストレス事案に出遭ったときに、人に助けを求めにくい傾向が見られ、ストレスを和らげにくいようです。

　多くの気晴らし活動が、ストレス解消効果をもっていますが、ギャンブルは避けた方がよいでしょう。ギャンブルは勝てばいいのですが、負けるとストレスが溜まることが多いので。

急に運動の負荷を上げる人は

　運動は、職業的災害救援者が日常的に行っているストレス解消法です。惨事ストレスを受けたときにも、対処法として役立ちます。目に明るい日の光を浴びると、ある種のうつ状態が軽減することも知られています（村上・山田，2002）。外出して運動したり、スポーツを楽しむことが、ストレス解消になります。

　ただし、惨事の後で突然、運動負荷を増やしてしまう人には、注意が必要です。たとえばふだんは5キログラムのダンベルでウエイト・トレーニング

をやっている人が、20キログラムのダンベルを使うようになったケースです。こうした運動負荷の増加は、回避症状である可能性があります。惨事のことが絶えず頭に浮かんでくるため、自分の身体を痛めつけて何とか忘れようとしていると考えられます。

惨事の記憶は消えない

　ストレスを解消するためには、ふだんと異なる発想に切り替えることも大切です。発想の転換としてここでは、4つのポイントを紹介します。

　発想の転換の第1のポイントは、「忘れられないことを苦しまない」ことです。惨事ストレスを含む外傷性ストレスの外因となった外傷的な出来事の記憶は、消えることはありません。これまで紹介してきた事例からわかりますが、外傷性ストレスは、外傷経験というつらい記憶を消したいのに、消せないことに苦しむ状態です。しかし、多くの外傷経験の記憶は消えません。時間がたつほど、思い出す頻度は減り、思い出したときに感じる苦しさは徐々に和らぎますが、記憶から完全に消えることはほとんどありません。

　そこで、外傷経験の記憶との望ましいつきあい方は、最終的にはその記憶と折り合いをつけ、諦めて自分のこととして受け入れることです。ただし、惨事の直後にはこうした態度はとりにくいので、とりあえず、「思い出すのは仕方がない」と受け止め、無理に忘れようとしないことをお勧めします。この記憶は一生ものなのだ、と受け止めると、気持ちがほんの少し楽になります。

限界を自覚する

　発想の転換の第2のポイントは、「自分の限界を自覚する」ことです。惨事に出遭った多くの職業的災害救援者は、覚醒亢進状態になり、休まずに活動を続けようとします（第3章第1節）。疲労を自覚せず、自分の症状、とくに精神症状に対して鈍感になりがちです。しかし、鍛えられた災害救援者であっても不死身ではありませんので、次第に疲れが溜まり、判断ミスが多くなり、作業効率が下がっていきます。

こうした状況に陥らないために、自分の状態をときどき自覚（モニターとも言います）して、休憩や休養を適宜とることが必要です。惨事に出遭った後であれば、第3章第1節で紹介した各種の身体症状や精神症状を思い出し、自分がどの程度疲れているか、こころや身体が参っているかをチェックしてください。コラム3で紹介したIES-R-J等を実施することも、自分の心身の疲れの自覚に役立ちます。

大規模災害後の復興復旧活動は、数カ月数年にわたる長期戦になりますので、自分の状態を自覚することはとくに大切なポイントになります。

ちょっといい加減になる

発想の転換の第3のポイントは、「ちょっといい加減になる」ことです。うつになりやすい人に関する研究では、うつになりやすい人は「ねばならない」とか「〜すべきではない」などの要求・命令・絶対的な考え方をすることが明らかになっています（中田，2006など）。消防職員を例にとると、「消防職員は決して愚痴を言ってはいけない」とか「消防職員たる者、家で仕事の話をしてはいけない」等と固く思い込んでいる状態です。こうした信念を固く守っている人が、惨事などに遭って、この信念を守れなくなったときに、自分を責め、うつに陥ってしまうと、考えられています。

こうした現実的でなく、自分や他者を苦しめてしまう頑なな考え方は、心理学では「イラショナル・ビリーフ（irrational belief)」と呼ばれます。日本語では「歪んだ信念」とか「非合理な信念」と訳されます。

発想の転換の第3のポイントは、このイラショナル・ビリーフを少し緩めることです。たとえば、「消防人生30年の間で、あんなひどい災害は一度か二度しかないだろう。俺も生身の人間だから、今夜ぐらいちょっと愚痴をこぼそうか」とか「ふだんは家で仕事の話はしないけれど、もう職場を辞めたいほどつらいので、明日、奥さんに少し今の気持ちを話そうか」といった考え方をもつことです。

チーム援助の専門家である石隈利紀氏は、イラショナル・ビリーフを緩め

るために、自分をちょっとだけ許し、ちょっとだけいい加減になることを勧めています。たとえば、人から援助を受けることについては、こう発想を変えることを勧めています。「自分だけでがんばる」のではなく、「自分でできる範囲でがんばる。できれば自分だけでがんばりたい。でも援助を活用することは恥ずかしいことではない。自分のできることはしながら、助けてもらえればいい」と考えることを勧めています（石隈，2006）。こうした考えを、石隈氏は、マンガや映画「釣りバカ日誌」の主人公ハマちゃんの生き方になぞらえています。少しだけいい加減で、仕事を辞めない程度にまじめである生き方です。とはいえ、あまりにいい加減すぎると、仕事を辞めてしまいます。石隈氏によれば、それが映画「男はつらいよ」のフーテンの寅さんだそうです。

　惨事に遭った後は、少しだけいい加減になって、自分のイラショナル・ビリーフを緩め、自分を楽にしてください。

成長への希望を持つ

　発想の転換の第4のポイントは、「成長への希望を持つ」ことです。人はつらい体験をした後に、職業人として、人間として、成長することがあります。大規模災害に遭った看護職員を例にとれば、「あんなに人手がなくて医療器具も壊れていたのに、何とかやりくりすることができた」と職業的技術の向上を実感したり、「他病院から人が助けに来てくれて、ありがたかった」と感謝の気持ちをいだいたり、「日本中で被災地支援をしてくれて、日本もいい国だな」と社会観が変わったり、「あれだけの被害に遭っても、何とか看護の仕事を続けられた自分って、結構すごい」と自分に自信を感じたりもしました。こうした技術面の成長、他者の見方の成長、社会観の変化、自信の向上などを、心理学では成長と捉えています。そして、つらい出来事の後に人が成長する現象を「外傷後成長（Post Traumatic Growth, PTG）」と呼んでいます（宅，2010ほか）。

　外傷後成長はすべての人に起こるわけではなく、研究によって結果が異な

るのですが、3割から7割の人に生じると報告されています。また、多くの研究で外傷体験がつらいほど、成長が大きくなることが確認されています（兪ほか，2017）。

この外傷後成長は、実際に惨事ストレスに苦しんでいる人に変化を強要する言葉ではありません。苦しんでいる人が他の人から「あなたは今苦しんでいるけど、この後に成長するから」と言われたら、言われた人は怒り出すでしょう。こんなに苦しんでいるのに、成長なんてするはずがないと。外傷後成長は、惨事ストレスに苦しむ人に対して発想の転換を求めるのではなく、その人を支える上司や周囲の人に、「人はつらい思いをすると傷つくだけではなく、成長することもある」という視点を提供します。目の前にいる部下や同僚が惨事ストレスに苦しんでいたら、「この人は今の苦しさを克服できれば、職員としてきっと成長できる」という希望を持っていただきたい。外傷後成長は、ストレスに苦しむ人を支える周囲の人にとって希望となる考え方なのです。

感情の発散

ストレスのセルフケアで、発想の転換と並んで大切なことが感情の発散です（表4−1の⑤）。感情は喜怒哀楽と表現されることが多いですが、感情の発散として推奨しているのは喜と哀、つまり、笑うことと泣くことです。

ふだんの生活でも何か悩みがあるときに、漫才か何かで思わず大笑いをして、それまでの悩みが少し軽くなったと感じたことはないでしょうか。悩んでいる自分を滑稽に感じたりもします。様々な研究においても、笑うことは身体面では免疫系によい影響を与え、精神面ではストレスを和らげ、人間関係をよくし、不安や緊張を緩和させることが確認されています（三宅・横山，2007）。

一方で泣くことも有効なストレス解消になります。悩んでいること自体で泣くことも有効ですが、その悩みとは無関係なことで泣いても、ストレス解消の効果があります。心理学の実験では、ネット上にある映像に感動して泣くと、（タマネギをむいて泣くよりも）ストレスを緩和する効果が確認され

ています（高路ほか，2015）。

　ただ、女性に比べて男性は、泣くと、恥ずかしいと感じたり、プライドが傷ついたと感じやすい傾向があります（木野ほか，2012）。被災地で心理支援した経験でも、女性の多い看護職や保健師さんたちは、被災地での講演を聴いて泣いてくださったのですが、男性が多い消防職員は講演を聴いても涙する人がほとんどいませんでした。「男は人前では泣くものじゃない」というしつけを受けてきた人が多かったのだろうと思います。消防職員などの公安職の方は、弱音を吐くことを嫌う職業文化がありますので、よりいっそう人前で泣かない傾向があります。

　また、泣いた後に周囲の人から慰めや援助が受けられず、否定的な評価を受けると、泣けなくなることも明らかになっています（澤田ほか，2012）。

　笑うことと泣くことは、外傷性ストレス反応の面から見ると、解離症状の一つである失感情を和らげる効果が期待されます。惨事ストレスを感じたら、笑うことや泣くことを受け入れてくれる人の中で、しっかりと笑い、泣き、豊かな感情を取り戻してください。

日々の喜びを少しずつ取り戻す

　感情に関しては、堀毛裕子氏から「日常生活の中のポジティブな感情を味わうこと」の大切さを教えていただきました（堀毛，2018）。惨事ストレスが重くなると、うつ症状を伴うことがあります。うつになると明るい気持ちや楽しい気持ちを感じにくくなります。そうしたときこそ、日々のささやかなことに喜びを見つけることが大切であるという指摘です。うつの専門医（中山，2003）も、大きな幸せだけでなく、小さな喜びを大切にすることを勧めています。

　今朝飲んだお茶が美味しかった。道ばたの露草の花がきれいだった。友だちと話して、少し楽しかった。人から親切にされてありがたかった。そうした日々のささやかな喜びを味わうことで、ポジティブな感情を少しずつ取り戻してください。

第4章　個人で行う惨事ストレスのケア　91

第2節　人とのかかわりによるストレスケア

　表4-1に示した社会的解消法とは、人との個人的なかかわりの中でストレスを和らげる方法です。

家族を遠ざけないで

　家族との会話は、多くの方が行えるストレスケアです。図4-1をご覧ください。この図は、東日本大震災で被災した岩手・宮城・福島各県の消防職員を対象に実施された調査（大規模災害時等に係る惨事ストレス対策研究会, 2013）の結果です。同図では被災した消防職員が「活動中、力づけられたり、心の支えになったりしたこと」としてあげた内容を示しています（多重回答）。「家族からのメールや電話により励まされた」が最も高くなっています。家族からの支え、とくに会話やメールなどが有効なストレスケアになっていることがわかります。

　逆に言えば、家族に話をしない職員はストレスを溜めやすいことになります。ある消防本部の職員を対象にした調査（兪・松井, 2012）でも、配偶者に話しても無駄だと考えている職員は、対人関係のストレスや惨事ストレスを配偶者に話さず、精神的に不健康であることが明らかになっています。話すことが精神的健康にとって重要であることがわかります。

　しかし、ふだんの会話はある程度していても、惨事ストレスを受けると、配偶者に話をしなくなる消防職員は少なくありません。「自分が話すと、配偶者が心配するのではないか」とか「家族が気分を害してしまうのではないか」と懸念して、話さなくなります。つらい表情を見せたくないと思い、家族を遠ざけてしまう人もいます。

　カリフォルニア消防本部の惨事ストレスマニュアルには、「惨事ストレスを受けたときほど、家族を遠ざけないで」と書いてありました。あのフランクなアメリカ人でも、惨事ストレスを受けると家族から離れてしまう傾向が

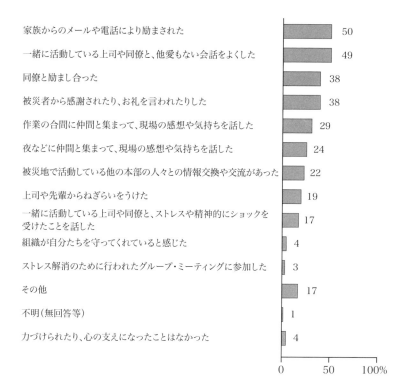

図4-1 東日本大震災の被災消防職員が「活動中、力づけられたり、心の支えになったりしたこと」(多重回答)

調査対象者は、岩手県・宮城県・福島県の沿岸部被災消防本部の消防職員（約3200名）から、系統的抽出法で消防司令以下の消防職員360名を無作為抽出した。職場からの配付で、個別郵送回収した。2012年9～10月に実施された。

(大規模災害時等に係る惨事ストレス対策研究会, 2013)

あるのです。

　あなたが惨事ストレスを受けているときには、家族も心配しています。その状態をあなたが話さなければ、家族はいっそう心配をつのらせます。惨事ストレスが出ていたある消防職員の妻は私に「先生、夫があんなに苦しんでいるのに、私に何も話してくれないのも、つらいです」とこぼされました。

惨事ストレスを感じたら、心配しているご家族に、少しでも話をしてみてください。

仲間との会話

　図4-1をもう一度ご覧ください。活動中の心の支えとして、上司や同僚などの仲間との会話が上位を占めています。「一緒に活動している上司や同僚と、他愛もない会話をよくした」「同僚と励まし合った」「作業の合間に仲間と集まって、現場の感想や気持ちを話した」などが、上位に上がっています。消防職員の場合には、こうした仲間との会話がストレスケアとして機能しています。阪神・淡路大震災で消防職員のストレス調査を行った加藤寛氏は、消防職員が自然に行っている会話がストレスケアになっていることを発見し、「インフォーマル・デブリーフィング」と命名しています（兵庫県精神保健協会こころのケアセンター，1999）。

　消防では、日常的にチーム活動をする伝統があり、職場内の自然な会話が行われやすい風土がありました。私はいつも「だるまストーブ」の話を紹介しています。

だるまストーブを囲んだミーティング

　東京のある消防署で2次ミーティングというグループ・ミーティング（第5章参照）を行いました。ミーティングが終わった後に、ベテランの運転手（消防では機関員と言います）が私に近づいてきて、「先生、これはだるまストーブだね」と言われました。だるまストーブとはビヤ樽のような形をしていて、石炭やコークスなどの燃料を燃やして暖をとるストーブです。昔の東京の消防署にはだるまストーブが1台以上あったそうです。

事例4-1

　昔の消防署の話です。消火活動が終わり、帰署すると、資機材をかたづけた後で、消火した隊のメンバーが、パイプ椅子を持ってきて、だるまストー

ブを囲んで車座になり、濡れた防火衣をストーブにかざして乾かしました。消火現場がきつい現場だったときは、落ち込んでいる職員もいました。そうしたときに隊長は、職員に「大丈夫か」と声をかけ、「食欲はあるか」などと尋ねたり、「自分の若いときに似たような現場に出たことがあって、3、4日、飯が食えなかったなあ」と体験談を話したりしました。「今夜からしばらくは寝つきが悪くなるから、ちょっと気晴らしをしていた方がいいぞ」などと助言もしたそうです。

　全国の消防本部から職員が研修を受けにくる消防大学校の受講生によると、同じ様なミーティングは全国の消防で行われていました。このだるまストーブでの会話は、第5章第2節で紹介する「1次ミーティング」という技法とほぼ同じです。1次ミーティングはアメリカの消防職員であったミッチェルが開発した技法ですが、日本でも自然に行われていました。

　このように、仲間との会話は多くの場合によいストレスケアになるのですが、時には、会話が充分なケアにならないケースもあります。職場内の人間関係が悪く、支えあう雰囲気がなかったり、上司が職場内での愚痴を嫌っている場合などです。とくに被災後で怒りが蔓延している職場では、会話が不要な緊張を生んでしまうこともあります。こうした場合は、職場内より、職場外の人との会話がストレスケアになることがあります。

対人関係の修正は慎重に

　職場内でトラブルがあったり、上司との関係が極端に悪い場合などは、異動や転職を行って、環境を改善させることもあります。

　ただし、異動や転職を望んでいる人がうつ状態にある場合には、注意が必要です。うつが見られる場合には、人生にとって重要な決断は慎重にしてください。うつ状態にあるときには、判断力が落ちており、急いで結論を出したがります。仕事を辞めたい、離婚したいなど、極端な決断をしたくなります。こうした場合、間違えた結論を下さないように、周囲の人がブレーキを

第4章　個人で行う惨事ストレスのケア　95

かけてください（中山，2003）。

　部下や同僚が突然「仕事を辞めたい」と言い出したら、その決断の背景に
うつ症状がないかを確認し、うつがありそうだったら、いったん決断を保留
にして、うつの治療に専念するように促してください。

第5章　組織が行う惨事ストレス対策

　前章では個人で行う惨事ストレスのケアのあり方を説明しましたが、本章では組織が行う惨事ストレス対策について説明します。なお、広域災害で組織が行うべき対策は、他の惨事ストレス対策とはやや異なる部分があますので、次の第6章で説明します。

第1節　組織が事前および活動中に行う対策

　組織が行う惨事ストレス対策は、職種によって異なりますが、本節では消防を例にとりながら説明します。表5-1には、消防組織が行う惨事ストレス対策のリストをあげました。これらの対策をすべて実行して欲しいという意味ではなく、各消防本部で採用しやすい対策を選んで行っていただきたいと勧めています。

事前教育

　災害が起こる前の事前教育としては、パンフレットの配付や研修があります（表5-1①）。パンフレットには、惨事ストレスの基本的な知識とくに急性ストレス症状の説明や、個人でできるストレスケアのやり方、ストレスのチェックリスト、各組織で採用している惨事ストレス対策の紹介、相談先の

表5-1　消防組織が行う惨事ストレス対策

事前教育
　①パンフレットの配付や研修
　②様々なレベルの災害や事故の発生を想定した訓練や教育
　③話せる組織風土づくり

活動中の予防的対策
　④完全装備・安全確保
　⑤情報提供
　⑥現場でのケアとリスク評価と休憩

活動後のケア
　⑦引き継ぎ支援
　⑧1次ミーティング（デフュージング）または個別面談
　⑨休息・休養の確保
　⑩2次ミーティング（デブリーフィング）または個別カウンセリング
　⑪フォローアップ・メールや電話相談

その他の援助
　⑫専門家への受診
　⑬家族に対する支援
　⑭総務省消防庁の緊急時メンタルサポートチームの派遣

電話番号やメールアドレスなどの記載が必要です。

　啓発のための研修や講演会なども、事前教育では重要です。とくに被災経験のある同職種の方の講演会は、聞き手が共感しやすく、危機感が高まりやすいなどの利点があり、有効です。

　災害や事故の発生を想定した訓練や教育（同②）も大切です。訓練は図上にとどめず、実際に人が動き、災害用の通信機器などを使ったリアルな訓練を行ってください。図上訓練では見つからなかった初歩的な問題、たとえばトランシーバーの使い方がわからないとか、担当者が不在時の対応が決まっていないなどの課題を発見することができます。心理学の研究では、訓練にプレッシャーを加えた方が、実際の場面で訓練成果が活かされやすいこともわかっています（バイロック，2011）。時間制限をかける、競争形式にするなどのプレッシャー下での訓練も、有効です。

しかし、どのような訓練をしても、その想定を超えてしまう災害や事故が起こります。そこで、直接的なストレス対策ではありませんが、間接的な対策として、話せる組織風土づくり（同③）を推奨しています。上司と部下がふだんから意思疎通ができ、時には愚痴をこぼしたり、私的な相談に乗ってもらえるような組織ができていれば、惨事が起きたときにも、ストレスを緩和する効果が期待できます。事例4-1で紹介した「だるまストーブ」が自然にできる職場をつくることです。

私はこの「話せる組織風土づくり」の鍵として、現場で活動する管理職（消防では小隊長や中隊長、一般企業で言えば係長クラスでしょうか）の傾聴訓練を重視しています。傾聴とは、カウンセリングや心理療法の基本的な技術の一つで、人の話に耳を傾け、その人の気持ちをくみ取り、共感し、受け入れながら、注意深く聞く技法です。具体的には、相手の目や表情を見ながら、頷いたり、話した内容を繰り返したり、まとめたりします。

「人の話を聞くだけであれば、簡単」と思う人もいるかも知れませんが、日常の会話では、あまり相手の話を聞いていなかったり、共感していない聞き手が多くいます。消防職員には部下に助言をしたがったり、自分の体験談を話したがったり、お説教をしたがったりする人が多くいます。看護職員は患者への傾聴については訓練を受けていますが、同僚や部下への傾聴は怠っている傾向が見られます。

職場で役立つ傾聴は訓練や研修をきちんと行えば、半日ぐらいで習得できます。隊長や係長の研修などに傾聴訓練を取り入れていただきたいと願っています。

活動中の予防的対策

災害や事故の現場でも、惨事ストレスの予防ができます。消防や自衛隊で言えば、完全装備・安全確保（同④）になりますが、医療関係であれば感染予防などの装備や装置の活用となるでしょうか。事例2-3で説明したように、活動中の情報提供（同⑤）も大切です。災害や事故現場で活動する職員

は、全体像が見えないことが多く、自分が置かれた状況を的確に把握できないことがあります。とくに第2章で紹介したCBRN災害では、的確な情報提供が必要です。

現場で行うケア

　災害現場で職員が強い急性ストレス反応を示したときには、表5-2に示す現場ケア（オン・サイト・ケア）（表5-1⑥）を行うことを勧めています。

　まず、その職員をできるだけ現場から離してください（表5-2①）。職務上現場からあまり離れられない場合には、現場が見えない位置に移動してください。現場が見え続けると、覚醒亢進状態が続きストレス反応を悪化させやすいので、歩きながら声をかけて、適切な応答があるかを確認します。

　嘔吐や身体の震えなどの身体症状があれば、それを和らげます。水を飲ませるとか、毛布を掛けるなどをしてください（同②）。

　離れた場所に着いたら、その職員を一人きりにしないでください（同③）。解離症状が出て発作的な行動が出たり、孤立感が深まったりすることを避けるために、誰かが必ず見守ってください。

　安全感を確保するように働きかけてください（同④）。消防職員であれば、肩に手を置くことも効果的です。ただし、性犯罪の被害者のように、身体接触に極度な恐怖反応が出やすいケースでは、身体接触は安全への脅かしになることがあります。

表5-2　現場でのケアのポイント

①できるだけ現場から離れる
②身体症状があれば、症状を和らげる
③一人にしない
④安全感を確保する
⑤（解離や覚醒亢進にあるとき）現実感を取り戻す
⑥感情を無理に引き出さない

解離症状が見られる場合には、現実感を取り戻すような働きかけもしてください（同⑤）。少し温かい飲物を飲んでもらったり、温かいおしぼりを首筋に当てたりして、身体感覚を取り戻すことも、解離からの回復に役立ちます。

このときに傾聴などによって、感情を引き出さないように気をつけてください（同⑥）。災害や現場で感情が表出されると、本人も周囲も収拾がつかなくなることがあるためです。

表5-2はイギリス海軍のストレス・ケア・マニュアル（TRiM, Trauma Risk Management）に基づいて作成しましたが（松井ほか，2005）、日本のある消防職員の話を聞いて驚きました。

事例5-1

日本のある消防の隊長の経験です。消火活動中に、若い職員が「ショック状態」になりました。それを見たベテランの運転手（機関員）が、隊長の許可を得て、その職員を現場から離れた土手に移動させました。隊長は若い職員の様子が心配だったので、土手に見にいきました。すると、機関員と若い職員が土手に並んで座り、機関員は若い職員の肩に手を置いて、食事当番のことなどを一方的に話していたそうです。20分ほどして二人で戻ってきたのですが、若い職員はすっかり落ち着いていたそうです。

この事例では、機関員が現場から離れた土手に誘導し（表5-2①）、ずっと付き添っており（同③）、肩に手を置いて安全感を確保し（同④）、現実的な話をして（同⑤）、感情を無理に引き出していません（同⑥）。このベテランの機関員は、職業上の知恵として自然に、イギリス海軍のやり方を行っていたのです。

こうした事例を聞くと、私は惨事ストレスの問題の答えは「現場に落ちている」と感じます（松井，2019a）。

ふだんの様子からリスクを見る

　イギリス海軍のストレス・ケア・マニュアル（TRiM）では、現場活動の前後にストレスにかかりやすい程度を評価すること（リスク・アセスメント）を重視しています。表5-3にはTRiMを参考にしながら、介入経験に基づいて、リスク評価のポイントを整理しました。隊長や係長が、部下や同僚の中に惨事ストレスにかかりやすい人やかかっている人を見つけるポイントです。

　隊長や係長はまず、部下や同僚のふだんの様子を見ておいてください。アルコールやタバコを大量に摂取している人は、惨事に遭ったときに酒やタバコに逃げやすいため、リスクがあると判断されます。神経症やうつ症状の既往歴のある人は、惨事に遭遇すると、そうした症状が再発しやすくなります。

表5-3　リスク評価のポイント

　1　ふだんの様子
　　　　　アルコールやタバコに依存
　　　　　神経症やうつ症状の既往歴
　　　　　何らかの薬物にたよりがち
　　　　　友人が少ない・自分でため込む・まじめすぎる
　　　　　家族の支えが受けにくい
　　　　　喪失体験があった
　2　現場において
　　　　　急性ストレス反応は見られたか
　　　　　自責のタネがあった
　3　ミーティングにおいて
　　　　　ふだんと違う行動や様子が見られる
　　　　　興奮状態が続いている
　　　　　記憶に曖昧な箇所がある・体験に現実味がない
　　　　　フラッシュバックや再体験に言及した
　　　　　（多くの経験をしたはずなのに）語りたがらない
　4　ミーティング後に
　　　　　個人的な接触を求める
　　　　　無断欠勤や仕事上の支障がみられる
　　　　　生活のみだれが出る

パーソナリティ障害の人も、症状が重くなる傾向が見られます。既往歴がなくても、ふだんから睡眠促進剤などの薬物をよく服用している人にも、リスクがあります。

しかし、私が最もリスクとして重視するのは、「友人が少ない・自分でため込む・まじめすぎる」タイプです。たとえば休日は一人でできる趣味や運動に没頭し、ふだんも他の職員と交流しない人などが、このタイプにあたります。このタイプの人はふだんの小さなストレスには強いのですが、重いストレスを受けると、人に頼ることができないために、つぶれやすくなります。心理学の言葉で言えば、社会的支援（ソーシャル・サポート）を受けにくい人です。

また、単身の職員や、災害などで家族がけがをしたり亡くなったりしたために、家族の支援が受けにくい人も、リスクがあると判断されます。さらに、最近失恋をしたとか、ペットが亡くなったなどの喪失体験のある人も、惨事ストレスを被りやすいリスクがあります。

現場の様子と職場に戻ってからの様子も

災害や事故の現場での様子の観察も、隊長や係長が行うリスク評価では重要です。現場で嘔吐などの身体症状は見られなかったか、覚醒亢進状態や解離症状が出ていないかなど（急性ストレス反応）を観察してください。また、過失とまでは言えないが、ちょっとしたミスをして、自責のタネになるような行動があると、後でストレス症状が出やすくなります。

現場から帰ってからのミーティングでも観察が必要です。参加した職員に、ふだんと違う行動や様子が見られないかを確認します。たとえば、ふだんはそうではないのに、妙に汗をかいているとか、貧乏揺すりをしているとか。興奮状態が続き、よくしゃべっていたり、落ち着きがなかったり、イライラして他のチームの批判を続けているという反応は、覚醒亢進症状と見なされます。ミーティング中に突然笑い出したり、泣き出したりした人もいました。

ミーティングで話しているときに、参加者の記憶がとんでいたり、曖昧な

箇所があったり、自分の体験を話しているのに現実味がない感じがしたりする場合には、解離症状を疑います。

　現場の光景が突然よみがえるフラッシュバックを経験したなどの話があれば、再体験症状であり、多くの体験をしたのに語りたがらなければ、回避を疑います。

　さらにミーティングの後で、個人的な接触を求めてきたり、日常勤務の中で、遅刻や早退や仕事の効率の著しい低下があれば、ストレス反応が起きている可能性があります。

　職場内のことではないのですが、職場外の生活に乱れが生じていないかにも、ご注意ください。同じシャツを着続けている。寝不足がずっと続いている。アルコール量が急に増えた。ふだんはやらないギャンブルを始めた。円満だった家庭にトラブルが起きている。職場外でこうした生活の乱れが起きていたら、惨事ストレスの影響を疑ってください。

　以上のリスク評価は、外部から入った専門家では見抜きにくく、ふだんからその人と接しており、現場に一緒に入った上司や同僚が気がつきやすいポイントです。そのため、表5-3にあげたリスク評価は、隊長や係長の研修などで教授してください。

　なお、職業的災害救援者は、部下や同僚のリスクを低く見積もりがちです。部下や同僚に「ストレスなんかないよな。大丈夫だろ」と声をかける方が多いのですが、こう尋ねられると部下や同僚は「大丈夫です」としか答えづらくなります。部下や同僚への声のかけ方は、本章の最後で説明します。

食事・水分補給・休憩は「必要な仕事」

　食事や水分の補給、休憩をとることは、現場でできるストレスケアになります。ストレス性の身体症状が出ると、食欲が落ち、水分摂取も怠りがちです。激しい活動をすると、口の中が乾きやすくなりますので、喉越しのよい食品が欲しくなります。

　第3章第1節で説明したように、災害現場では覚醒亢進症状の中でもとく

に「休めなくなる」症状が出やすくなります。現場で指揮を執る人も人員を確保したいので、部下についつい長時間活動を求めがちです。気がつくと、部下を24時間連続で活動させ続けてしまうようなことが起こります。現場で指揮を執る人は、部下が休憩をとれる時間と場所を確保するように気をつけてください。

　現場に休憩場所を設ける場合には、現場が見えない場所か、現場が見える窓をカーテンなどで塞いで現場が見えないようにしてください。また、被災者や被害者から見えない場所、マスメディアに気がつかれない場所を確保してください。災害や事故の現場では、被災者や取材陣にも怒りが生じやすくなっていますので、職業的災害救援者が休んでいると、批判や非難の対象になりがちです。

第2節　組織が活動後に行う対策

　表5-1の⑦以降は、消防組織が活動後に行う惨事ストレス対策を列挙しています。とくに、1次ミーティングは、消防や自衛隊では重要なストレス対策になっていますし、他の職種にも適用可能な方法ですので、詳しく説明します。

引き継ぎ支援

　引き継ぎ支援（表5-1⑦）は、ミッチェルとエヴァリー（2002）が開発したデモビライゼーション（demobilization）という技法の意訳です。

　活動した隊が休憩所や帰署後に上長に活動報告をする際に、ストレスの専門家が同席して聴取します。活動をねぎらい、現場の様子を尋ねる際に、「次の隊が現場に入ったときに、ストレスや緊張を感じそうなことがあったら話してもらえますか」と依頼します。「現場では、何がストレスだった？」と直接訊かないことがミソです。「次の隊が」という尋ね方をすると、活動した隊員はあまり防衛的にならないで、自分の体験を思い出せます。上長は現

場の状況を具体的に把握して、次の活動の方針を立てやすくなります。ストレスの専門家は隊員の話し方から、その隊員のストレス状態を把握でき、対応策を検討できます。

　引き継ぎ支援を行う場では、食べ物や飲料を提供することがあります。実際に支援をしたベテラン職員によれば、この際、サンドイッチやおにぎりより、そうめんが喜ばれたそうです。現場活動で緊張した隊員の乾いた口には、サンドイッチやおにぎりは食べにくかったそうです。

活動直後のミーティング

　国内の多くの消防組織では、活動直後に活動した隊員同士がミーティングを行います（表5-1⑧）。このミーティングを開発したのは、ミッチェルという研究者で、彼はデフュージング（defusing）と命名しています。defusingの fuse は不発弾や未使用爆弾の信管を意味します。deは外すという意味ですから、defusingは未使用爆弾の信管を外して、危険な状態を脱するという意味を持っています。総務省消防庁では、デフュージングという言葉がわかりにくいので、「1次ミーティング」と呼称しました（消防職員の現場活動に係るストレス対策研究会，2003）。

　1次ミーティングはミッチェルが開発した技法ですが、事例4-1で説明したとおり、国内の消防では自然に行われていた技法です。しかし、ミッチェルのデフュージングに関する教科書は国内でも翻訳されていますが、我々は教科書どおりに実施して、うまくいきませんでした。

　イギリスやオーストラリアやニュージーランドの消防に現地調査をしたところ、多くの消防で1次ミーティングや後述する2次ミーティングを行っていました。ただし、それぞれの消防が自分たちの文化に合わせてやり方を変えていました（松井，2006）。

　そこで、東京消防庁では、ミッチェルのやり方を改変して、東京消防庁独自のやり方（東消方式）を開発しました。現在では、国内の多くの消防本部が東消方式に準じたやり方で、1次ミーティングを行っています。

1次ミーティングは7人まで

東消方式の1次ミーティングでは、同じ災害に出動した隊員と隊長が参加します。人数は3人から7人ぐらいです。ミッチェルの教科書では20人まで実施可能と書いてありますが、8人を超えるとミーティング中に話せない人が必ず出てきます。

進行役（司会、ファシリテーター）は隊長が行います。ただし、隊長自身のストレスが高い場合や、傾聴ができない隊長の場合には、他の人が進行役になることもあります。

実施場所は、消防署内が多いのですが、消防であれば現場の鎮火確認待機の車内でもできます。救急隊員の場合には、病院のナースステーションの脇などで、こそっと実施することもあります。できるだけメンバー以外の人が入らない場所で実施します。とくに上司がのぞきに来るような場所は避けてください。

署内で実施するときには、椅子を車座にして並べ、間に机などは挟まない方がよいでしょう。机があると、進行役が参加者の身振りや手の動きなどを見落とすことがあるためです。

時間は、原則として活動の24時間以内としていますが、実際には非番明けの2日後という場合もあります。消防で言えば、隊員が帰署して着替え、シャワーのすぐ後や報告書を書く前か書いている途中で実施します。実施時間は、20〜30分程度が多いのですが、深刻な災害では60分を超えることもあります。

途中休憩は入れないので、参加者は開始前にトイレを済ませておいてください。

1次ミーティングの導入

1次ミーティングは表5-4に示したように、5つの段階を経ます。最初は導入です。

表5-4　東消方式の１次ミーティングの進め方

1　導入　　…ねぎらい。集合した理由の説明。ルールの説明
2　事実確認
3　現在の気持ち（ストレス状態）の開示。共感、助言、励まし
4　終結　　…今後の状況に関する説明、相談窓口の提示
5　終了後　…フォローが必要なメンバーの確認

　進行役は、まず参加者をねぎらってください。「厳しい現場でよくがんばった」とか、「死傷者が出て残念だったが、皆精一杯活動したと思う」などと声をかけます。

　次に集合した理由を説明します。「あれだけきつい現場の後は、心身の疲れが溜まりやすい。少し話をしてガス抜きをしようか」とか「活動直後に話をすると少し気が楽になるので、ざっくばらんに話そうか」と話し始めます。このときに活動の反省会ではないことを強調します。「これは活動の反省会や監査の場所ではないので、自由に話して欲しい」と。

１次ミーティングのルールの説明

　続けて、ルールの説明をします。１次ミーティングでは、表5-5にあげたようなルールがあります。

表5-5　１次ミーティングの主なルール

1　秘密の保持・記録をとらない
2　理解ある雰囲気で、他人の発言を批判しない。責任追及の場にしない
3　話を強制しない

　第1のルールは、守秘義務です。進行役は「話したことはこの中だけにして欲しい。このメンバー内で話してもよいが、他の職員には話した内容を漏

らさないで欲しい。私も報告書などには書かない」や「上司から尋ねられて
も決して話さないから、安心して欲しい」などと伝えます。この守秘義務を
徹底しないと、参加者は安心して話すことができなくなります。また一度で
も１次ミーティングで話した内容が外に漏れたりすると、以降のミーティン
グでは参加者は誰も自分のことを話さなくなってしまいます。

　上長からミーティングの様子を尋ねられたときの進行役の対応については、
後述します。

　第２のルールは、自由に話すことです。「思いついたことを、自由に話し
て欲しい」などと伝えます。自由に話すために、他人の発言を批判しないよ
うにも伝えます。「人の話を批判したり、発言に文句を言ったりするのは、
避けて欲しい。お互いに人の話を理解し合うように心がけて」などと説明し
ます。また、現場活動に何かの問題があったときには、責任追及が行われが
ちなので、これも避けるように言います。「ここは、誰かの責任を追及する
場ではないので、気をつけてください」とか「原因究明は別の場で行うので、
ここでは行いません」などと説明します。

　第３のルールは、話を強制しないことです。回避や職場から受けたショッ
クで、まだ話ができない職員もいます。ミーティングに出たくなかった職員
もいます。こうした人に無理に話をさせようとすると、ミーティングが進行
できなくなることがあります。

　この導入段階は、１次ミーティングになれた隊であれば省略することが可
能です。しかし、新入隊員が多い隊やふだんと異なる編成で活動した隊など
では、きちんと実施してください。

事実を共有する

　１次ミーティングの第２段階は、事実確認です。活動中、どのような体験
をしたかを話し合います。現場での活動を参加者が伝え合い、体験を共有し
ます。進行役は「現場で、見たことや聞いたことを話して欲しい」と説明し、
話を引き出してゆきます。同じ隊でも活動する役割が異なると、体験が共有

第５章　組織が行う惨事ストレス対策　*109*

されにくいために、実施されます。同じ隊の隊員に対して「ああ、あいつあんな体験をしたから、ショックを受けているんだ」と理解しあうことが目的です。また、この後の気持ちの開示段階で、話をしやすくすることも目的になります。

ただし、「活動を報告しなさい」などと言うと、参加者に反省会のような動きが出てしまうことがありますので、ご注意ください。また、長時間にわたる活動の場合には、「出動から現場到着まで」というように時間を区切って話してもらうことも有効です。

話をふる順序については、あまり厳しい活動をしていなかった人（消防で言えば機関員）から先に話してもらいます。管理的な立場の人が先に話すと、部下は黙ってしまう傾向があるので、管理的な立場の人には後で話してもらうようにします。

この際、進行役は話している人のストレス状態を観察してください。この点は表5-3のリスク評価のポイントで説明しました。とくに、話した内容だけでなく、身振りや表情などの言葉になっていない部分（非言語的コミュニケーション）に気をつけてください。重いストレスを受けた人は、「自分は大丈夫です」と言いながら、苦しそうな表情を示したりすることがあります。

なお、ミッチェルのやり方では、ここで「現場で感じたこと」についても話してもらうように勧めていますが、東消方式では、現場で感じた気持ちについては、無理に引き出しません。参加者が気持ちを話したら、共感的に受け止めますが、1次ミーティングでは無理に引き出さないというルールを採っています。惨事体験直後に外傷経験を話し出すと、専門家ではない進行役も他の参加者も、受け止めきれないためです。

現在の状態に共感する

1次ミーティングの第3段階は、現在の気持ちの開示です。「現在の気持ち」と書きましたが、実際には進行役が、各参加者のストレス状態を尋ねます。「さっきは眠れたか。食欲はどうだ」と身体症状を聞いたり、「現場から

帰って12時間ぐらいたつが、今は心に何か引っかかることはないか」とか「ふだんと調子が違う感じはしないか」と精神症状を尋ねます。

　もし誰かがストレスを感じている場合には、共感する言葉をかけたり、他の参加者からの助言や体験談を引き出したりします。ここが事例4-1で紹介した、だるまストーブです。カウンセリングではカウンセラーが安易な助言や体験談を話すことを抑制しますが、1次ミーティングではむしろ奨励します。

体験談を聞くことの効果

　事例3-7では、孤立感に陥った職員の例を紹介しましたが、この例には続きがあります。

事例5-2

　事例3-7の3週間後に、孤立感に陥った職員を含めた2次ミーティングが開かれました。そこに同席した臨床家が、当該職員の孤立感に気がついて、同席したベテランに尋ねました。「他の方で、これまで炎にまかれた経験がある方はいらっしゃいますか？」と。すると二人のベテランが手をあげ、当時の様子を語ってくれました。この話を聞いた当該職員の症状が、急に軽くなりました。「あの先輩も自分と同じ様な体験をしたんだ」と知ったことに加えて、「あの先輩は今はあんなに活躍しているんだから、自分もこの状態から抜け出したら、同じように活躍できるかもしれない」と感じたようです。

　事例5-2は2次ミーティングでしたが、1次ミーティングでも同じ様な効果が期待できます。「自分の状態は異常なことではなく、消防職員なら誰もが体験することなんだ」と実感し、その状態から回復した実例を目の当たりにするのです。これが1次ミーティングと2次ミーティングに共通したグループ・ミーティングの効果であると考えられます。

　このため、カウンセリングとは異なり、グループ・ミーティングでは参加

者に自分の体験を話すことを奨励しています。ただし、ベテランは自分の体験を話しているうちについつい、自慢話になったり、説教になりがちですので、お気をつけください。また、「自分で何とかしろよ」というように、対処を強要したり、「消防職員は気合いで治すんだ」などの安易な精神論を押しつけないようにしてください。消防職員にはこの種の精神論を押しつける人が多いので。

今後のことを説明する

1次ミーティングの第4段階は終結です。この段階では、これから起こりうることを説明し、必要であれば相談窓口を紹介します。たとえば、「今までみんなの話を聞いて、皆ががんばってきたことがよくわかった。ただ、あれだけきつい現場の後はしばらくの間眠れなくなったり、食欲が落ちたりすることもある。それも徐々に軽くなるから、心配しないように」と伝え、「もし現場のことを突然思い出したりして、つらく感じたりしたら、俺のところに相談に来てくれ。もし、職場外の方が良ければ、相談先を紹介するよ」などと伝えます。

この際、「後で症状が出ても、決して心配しないように」と強調することもあります。

1次ミーティングが終わると

1次ミーティングが終わって解散した後は、進行役はフォローが必要な参加者がいたかを検討します。この際には、表5-3のリスク評価のポイントを思い出してください。ストレスがかなり重い参加者がいたと感じたら、後日個別に会って専門機関への受診を勧めたり、産業医へつないだりします。参加者に少し症状があって気になる場合には、ふだんの様子を経過観察し、フォローアップすることもあります（表5-1 ⑪）。

上司から報告を求められた場合には、1次ミーティングを実施したことと、経過観察が必要な職員がいるかどうかだけを報告します。重いストレスを抱

えた職員がいる場合には、専門家への紹介の必要性に言及してもよいのですが、その際にも決してその職員が話したことは明かさないでください。上司が詳しい情報を知りたがった場合には、1次ミーティングのルールを説明してください。

なお、第2章第2節で説明したように、殉職や自責などの強いストレスが想定される事案の場合には、1次ミーティングは実施しないか、実施しても軽く話す程度にとどめ、個別面談を中心にします。殉職や自責がある場合には、グループ・ミーティングでの発言は極端に少なくなり、自責の言い合いになってしまう危険性があります。1次ミーティングや2次ミーティングの有効性については、コラム4で説明します。

休息の確保

惨事ストレスの症状と経過（第3章）や個人で行う惨事ストレスのケア（第4章）でも説明したように、休息・休養はストレスケアの基本です（表5-1⑨）。ただし、広域災害や大事故の後などは、活動が続き休息や休養をとることが難しくなります。覚醒亢進状態も生じるため、職員自身も休みをとろうとしない傾向があります。代休を避けたり、非番日に出勤するなどの行動が見られることもあります。

しかし、多くの災害への対応は長期戦になります。長期にわたる活動のレベルを下げないためにも、適当な休息や休養をとらせることが必要になります。他署の応援を得て臨時の交代制を導入するとか、代休は必ず取らせるなどの工夫によって、職員を少しでも休ませてください。

2次ミーティング（デブリーフィング）

東京消防庁では、1次ミーティングを行ってもストレスが残っている可能性がある場合に、2次ミーティングを実施しています（表5-1⑩）。2次ミーティングは、1次ミーティングと同様に、ミッチェルが開発した技法です。原語ではデブリーフィング（debriefing）と呼ばれます。東京消防庁は

１次ミーティングと同様に、ミッチェルのやり方を修正して、独自の方式（東消方式）を構築しています。

　東消方式の２次ミーティングは、災害や事故発生後３週間前後に実施されます。惨事ストレス介入に関する訓練を受けた別の署の消防職員（「デブリーファー」と呼ばれます）と心理の専門家が、当該消防署に行き、構造化されたグループ・ミーティングを行います。東消方式では、導入段階、リラクセーション段階、事実段階、思考と感情段階、ストレス反応段階、教えとまとめの段階に分けて進行します。詳細は松井（2009）をご参照ください。

　しかし、国内では２次ミーティングを採用している消防本部はわずかです。他の本部で実施していない理由は、デブリーフィングに対する批判があること（コラム４参照）、２次ミーティングを指導できる専門家が少ないこと、職員数が少ない本部では「他署からの介入」が難しいこと、２次ミーティングを進める人を養成する訓練に時間を要すること、などがあげられます。養成訓練の時間を見ると、東京消防庁での訓練は、６日間の研修後に、数回の２次ミーティングの介入経験を積むように制度化しています。ちなみに陸上自衛隊では類似した訓練を３カ月にわたって行っています（コラム10参照）。

　２次ミーティングができない本部やグループ・ミーティングが適用できない事案では、個別面談や専門家によるカウンセリングなどが実施されます。

フォローアップの仕方

　惨事ストレスが残るような事案の場合には、フォローアップをします（表5-1⑪）。フォローアップのやり方は様々です。大規模災害や大事故では、惨事の１〜３カ月後に一斉に健康診断をすることがあります。この際、身体症状の診断だけでなく、精神症状を対象にしたメンタルチェックも併用してください。また、重い精神症状を持つ職員ほど健康診断を受診しない傾向がありますので、全員受診を原則としてください。

　メンタルチェックの質問紙を配付して職員自身のセルフチェックを求めることもあります。IES-R-J（コラム３）はメンタルチェックとしてよく用い

られています。

　メール相談や電話相談も行われます。ただ、惨事ストレスを受けた人はこうした相談窓口をあまり利用しない傾向があります。

　電話相談やメール相談では知り合いではなく、顔も知らない相手に相談することになります。私たちは知り合いでない人に内面の悩みを話すことに躊躇を感じやすいためです。

専門機関に受診する

　以上の対策を採っても、惨事ストレスが心配される職員の場合には、専門家への受診（表5−1⑫）を勧めます。職場内の産業医への受診が第一選択になりますが、受診紹介の際には、産業医の専門も把握しておく必要があります。精神科以外が専門の医師は、メンタルな問題を重視しない傾向があります。精神科医でも、統合失調症や感情障害には詳しいが、外傷性ストレスには詳しくない人もいます。こうした場合には産業医への受診を避け、外部の医療機関を紹介することもあります。

　産業医が前面に出ずに、職場内保健師が活躍している本部もあります。保健師が血圧などの身体的な症状のチェックをする際に、メンタルチェックも併せて行い、必要と判断された場合には精神科医やカウンセラーに紹介するシステムです。身体症状から入ると、受診への抵抗が弱まりますので、有効な対策です。ただしこの対策を採る場合には、精神科医やカウンセラーが保健師の後方支援をする体制を整えてください。保健師さんが職員の惨事体験を聞いていると、二次受傷をしてしまう危険性がありますので。

　しかし、消防職員の場合には、メンタルな問題での受診を職場内に知られることを嫌う傾向が強く見られます。そのため、職場外の病院やクリニックへの受診が多くなります。受診する科は精神科が主ですが、精神科への抵抗が強い場合には、心療内科や総合病院への受診を勧めます。

　小さな消防本部の場合には、管轄外の病院やクリニックのリストを作っておくことを勧めています。ストレスを感じている職員が管轄内の医療機関を

紹介されても、救急搬送してくる他の職員と鉢合わせする可能性があると、受診を避けたくなります。そのため、受診を勧める立場の人は、自本部の管轄でない場所、たとえば県庁所在地などのクリニックや病院のリストを作っておいてください。

専門機関でどのような治療が行われるかは、コラム5で紹介されています。

本人が受診したがらない場合には

消防職員を含む職業的災害救援者は、メンタルな問題で受診することをいやがる傾向があります。そうした場合、上司がどう受診を勧めるべきかについて、石垣ほか（2016）を参考にして説明します。

惨事ストレスを受けていると感じられた部下や同僚がいたら、最近変わったことがないかを尋ねてください。たとえば、身体の不調や日常生活の変化などを尋ねます。「とくに変化がない」などの答えが返ってきたら、上司や同僚としてあなたが、気にしていることや、心配していることを伝えてください。

相手が気づいている変化があれば「それってつらくない？」と尋ねてみてください。たとえば「そんなに長く眠れていないと、活動していてしんどくない？」などと。

つらく感じていることを話してもらえたら、他につらいと思うことはないかを尋ねます。急性ストレス障害（第3章第1節）で説明した症状の有無を確認してください。

ある程度症状の話ができたら、早めの治療が回復にとって良いことを、伝えてください。「それって、身体の傷のように心に傷ができているのかもしれないね。傷が大きくなる前に、早めに病院に行った方が早く治るそうだよ」などと。うつ症状を示す方が、自分の症状の原因が性格にあると考えると、受診しない傾向があることがわかっています（平井ほか, 2019）。そこで、「惨事に遭ったときに、誰にでも一時的に出る症状だから、受診すれば楽になるよ」と声をかけることも有効でしょう。

また、早めに受診してカルテをとっておくと、公務災害の認定がされやすくなることも伝えてください。惨事ストレスの公務災害認定（一般企業で言えば労務災害認定にあたります）にかかわった人から教えていただいたのですが、惨事ストレスが慢性化したり、遅発した場合には、惨事での勤務が原因であることを確定しづらくなります。このような場合には、公務災害として認定されにくいそうです。早めに医療機関を受診して、カルテに「惨事に出動して、ストレス症状が出現している」などの記録をとってもらっておくと、公務災害の認定がされやすくなるそうです。ただし、この認定に関する意見は、教えてくださった人の個人的な見解ですので、ご留意ください。

家族に対する支援

　以上は惨事ストレスを受けた職員へのストレス対策でしたが、職員の家族にもストレスが生じることがあります（表5−1⑬）。普通の家族に生じる対人関係の問題に加えて、悲惨な現場に出動した職員の無事を祈る不安、職員から惨事の話を聞くことによって感じる代理的なストレス、職員の表情から職員の身に起きた惨事を読み取って感じる懸念などがストレスになります。交代制勤務の職員には、家族と時間のすれ違いの問題などが、加わります（Regehr et al., 2005）。

　災害救援者の家族への支援は重要なのですが、これまでは見過ごされがちでした（藤岡，2018）。家族の相談窓口が設けられたこともありますが、残念ながら利用数は多くないようです。惨事ストレスを体験した職員にはどのように対応すべきかや、家族自身のメンタルケアのあり方に関して、パンフレットなどで情報提供することを勧めています。2011年2月22日に発災したニュージーランドのカンタベリー地震の後、地元消防では家族ぐるみのバーベキューパーティなどを開き、家族ぐるみのストレスケアを行いました。日本では公式にこうした試みは行われていないようですが、家族ぐるみのパーティや飲み会もストレスケアに役立つかも知れません。

　東日本大震災で派遣された職員家族のストレスは、第6章第2節で紹介し

ます。

総務省消防庁の緊急時メンタルサポートチーム

　総務省消防庁では、消防職員のストレスに関する全国調査（消防職員の現場活動に係るストレス対策研究会, 2003）の結果を踏まえて、消防職員を対象にした独自のシステムを構築しました。「総務省消防庁の緊急時メンタルサポートチーム」（表5-1 ⑭）です。このシステムは、以下のような手順で動きます。

　全国の消防本部で二人以上の死者が出たり、職員の殉職が起こったりして、当該本部が惨事ストレスケアが必要であると判断すると、当該本部が総務省消防庁に同チームの出動を要請します。総務省消防庁は、全国に登録されている精神科医や臨床心理士などの専門家に連絡を取り、当該本部への介入を依頼します。依頼に応じた専門家が数人で当該本部に行き、ストレスケアのための介入を行う、という手順です。介入後に専門家が継続的な支援が必要と判断した場合には、地元の病院やクリニックへの受診につなげてゆきます。なお、専門家の派遣費用は総務省消防庁がすべて負担します。

　同システムは2003年に発足しました。当初は6人の専門家が登録していましたが、2018年3月25日現在で登録している専門家は53人に増え、介入した消防本部は70で、計3,584人に実施されました。とくに、東日本大震災や防災ヘリの墜落事故などで、多くの介入が行われました。こうしたシステムは、（私の見聞の範囲では）他国にはない日本独自のシステムです。

■コラム4

グループ・ミーティングの有効性について

グループ・ミーティングに対する批判

　第5章で説明したように、日本の消防では1次ミーティングというグループ・ミーティングの技法が普及しています。しかし、ストレスにかかわる学会では、ストレスケアの方法としてグループ・ミーティングをすることに反対する研究者が多くいます。とくに精神医学者には、反対どころか禁止すべきと主張する人もいます。たとえば、ストレス・災害時こころの情報支援センターのホームページには、「デブリーフィング」の説明の中に、「有害な刺激を与え、自然の回復過程を阻害する場合がある。」と記載されています（2019年3月ダウンロード）。

　この背景には、コクラン（Cochrane）・レビューという研究結果をまとめた国際的なデータベースに掲載されている論文（Rose et al., 2002）で、「心理学的デブリーフィングには、外傷的な出来事の後の心的外傷後ストレス障害の予防には役立つという証拠がない」と結論されていることが影響しています。しかし、同論文が分析対象にした研究は18件でしたが、研究対象は病院で外傷経験を受けた人が大半で、兵士を対象にした論文は1件だけでした。災害救援者を対象にした研究はほとんどないのです。

職業的災害救援者のグループ・ミーティングの効果は

　そこで、私たちは職業的災害救援者を対象にした研究に絞って、グループ・ミーティングの効果を分析した研究をレビューしました（松井・畑中，2003）。その結果を表1にあげます。主観的評価という欄は、「参加して良かった」と感じたかを示します。○は良い評価を得たことを意味します。尺度分析の欄はIES-Rなどの尺度を用いて外傷後ストレス症状を測定し、グループ・ミーティングをした群としなかった群（または他の介入方法をとった群）を比較した結果を示します。○はグループ・ミーティングをした群で尺度得点が低かった（ストレスケアに成功）結果を、×は逆に高かった（有害になった）結果を示します。－は比較されていない研究を、△は判定ができない結果、n.s.は2群間に差がなかった結果を示します。

　表1からは、災害救援者は、グループ・ミーティングを主観的には高く評価しているが、外傷性ストレスを測定する尺度の結果は、有効と有害の両方の結果が出て

第5章　組織が行う惨事ストレス対策　*119*

表1　職業的災害救援者を対象にしたグループ・ミーティングの効果測定のレビュー

文献	主観的評価	尺度分析結果
Clifford (1999)	○	―
Dyregrov et al. (1996)	○	△
Hokanson & Wirth (2000)	○	―
Hytten & Hasle (1989)	○	n.s.
Jenkins (1996)	○	―
Kenardy et al. (1996)	○	×
McFarlane (1988)	―	△
Nurmi (1999)	○	○
Regehr & Hill (2000)	○	×
Wee & Mills (1999)	―	○
Moran & Colless (1995)	集団＜1対1	―

(松井・畑中，2003)

いることがわかります。

海外の消防では修正されたグループ・ミーティングを実施

　この結果を踏まえて、海外の消防ではグループ・ミーティングが実施されているかどうかを現地調査したことがあります（松井，2006）。アメリカ、イギリス、オーストラリア、ニュージーランドの消防組織を訪れ、惨事ストレスの研究者や消防関係者に聞き取りをしました。その結果、いずれの国でも、グループ・ミーティングと個別面談を併用していました。しかし、ミッチェル方式のままで実施している国は少なく、文化に合わせて修正していました。たとえば、人数は8人程度で行い、24時間以内の実施にはこだわっていませんでした。

　この結果が、現在の東消方式の1次ミーティングのやり方に反映されています。

東消方式の効果を確認

　この東消方式が実際に有効であるかを検証したことがあります。

　2005年に東京消防庁内の研究室が、1次ミーティングと2次ミーティングを行った隊員を対象に調査を行いました。その結果、1次ミーティングを実施した隊

の隊員は、実施していない隊より、IES-R-Jの得点が低いことが明らかになりました（東京消防庁活動安全課ほか，2007）。

2018年の調査では、1次ミーティングを実施した隊は70％ありました。1次ミーティングを実施した効果として、「現場活動にかんする情報の整理と共有ができた」「小隊の相互理解、サポート関係が強化された」などの効果が実感されていました。職場に関しても1次ミーティングをきっかけにして「職場内が上司や同僚との間で自由に話し合える雰囲気になった」や「職場内がお互いに支え合う雰囲気になった」という評価が得られました（図1）。さらに、1次ミーティングを肯定的に評価した人には、外傷後成長が多く見られました（青木ほか，2018）。ただし、直接的なストレス低減効果は確認されませんでした。

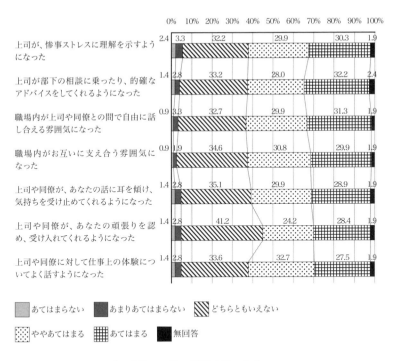

図1　1次ミーティングを実施した後の職場や隊の変化

東消方式の１次ミーティングの主観的な評価は一貫して高く、ストレスの低減効果はあったりなかったりしてはいますが、うまく進行すれば、外傷後成長をもたらす効果が確認されています（青木ほか，2018）。

　グループ・ミーティングの効果の現れ方がまちまちである理由を、私は外傷性ストレスの治療原理から理解できると考えています。

外傷性ストレス障害の心理療法に共通していること

　コラム５で紹介されているように、外傷性ストレス障害の治療方法は、薬物療法と心理療法があります。同障害に適用される心理療法は多岐にわたりますが（岡本・角藤，2017；フォアほか，2013など）、主な療法には共通点があります（松井，2008）。表２にまとめました。

表2　外傷性ストレス障害の心理療法に共通していること

①共感的受容
②不安に対する拮抗条件付け
③認知的再体制化

　第１の共通点は、「共感的受容」です。相談に見えた方や治療を受ける方（以下クライエント）の気持ちに、治療者が共感して受け入れてゆく態度です。各療法の教科書では、あまり強調されていませんが、実際の学会発表などを聞いていると、「ああこの治療者はクライエントを受容しているんだな」と実感することが多くありました。持続的暴露療法というクライエントにはやや厳しい療法の治療者は、「持続的暴露を始める前の準備過程で、クライエントと良い関係をじっくりと築くことが大切」と教えてくれました。

　第２の共通点は、「不安に対する拮抗条件付け」です。外傷性ストレス反応は、広く理解すれば不安症状になります。何か不安を引き起こす刺激を受けたときに、再体験や覚醒亢進のような不安症状が出ます。このときに、多くの療法では、不安症状と相容れない反応、たとえば目を速く動かす、腕を手で叩く、その症状が出ても耐えて平静な気持ちを維持する反応などを起こさせます。ある反応と相容れない反応を身につけることを拮抗条件付けと言います。外傷性ストレス障害の治療の多

122

くは、不安に対する拮抗条件付けを行っていると理解されます。

　第3の共通点は、「認知的再体制化」です。心理療法では、クライエントの外傷的な出来事に対する考え方や、自身のストレス症状に対する見方を変えてゆきます。たとえば、「あの惨事は絶対耐えられないひどいことで、このつらい症状は一生続くんだ。自分はなんて不幸なんだろう」と考えていたクライエントが、「あの惨事は滅多に起こらないことだけど、多くの先輩たちは同じ様な体験をしてきて、乗り越えられたんだ。今の症状はつらいけど、自分も先輩たちと同じように少しずつ受け止められるようになるだろう」などと考え方を変えてゆくことです。たとえば、精神分析療法で重視される「解釈」は、この認知的再体制化に焦点を当てた技法と理解することができます。

グループ・ミーティングでできていること、できていないこと

　この視点からグループ・ミーティングを捉えてみると、第1の共感的受容は、グループがしっかりできていれば、達成しています。言い方を換えれば、共感的受容ができていないグループでミーティングを行っても、ストレス緩和効果は期待できないことになります。

　第3の認知的再体制化は、先輩の体験談などによって達成されます。事例3-7と事例5-2を思い出してください。先輩の話やふだんの行動が、認知的再体制化を促すことがおわかりいただけるでしょう。

　しかし、第2の不安に対する拮抗条件付けは、あまり行われていません。ストレス反応が起きたときにどのような反応を条件付けするかに関しては、グループ・ミーティングではあまり教えていません。この条件付けに関して、積極的な学習を行うことが今後の課題になっています。

　ただし、グループ・ミーティングでは、表2にはない効果があります。それは、ストレスに「理解ある組織風土づくり」です。図1をご覧ください。1次ミーティング後に「職場内がお互いに支え合う雰囲気になった」などの変化を回答者は実感していました。このように組織全体に及ぼす効果は、個人的な療法では達成することが難しい効果です。グループ・ミーティングには、個人療法とは異なる効果があります。

　1回のグループ・ミーティングでは充分な効果が得られなかったとしても、グループ・ミーティングの実施をきっかけにして職場の雰囲気が変わってゆくことによって、ストレスに強い体制を構築することができます。

グループ・ミーティングが有効である組織

　以上のように、消防組織においては、グループ・ミーティングとくに１次ミーティングの有効性は確認がとれていますが、すべての組織で適用可能とは限りません。

　たとえば、災害ボランティア団体が、被災地での活動後に宿舎でミーティングを開きましたが、失敗したという話を聞きました。一人の参加者が突然、「自分は被災地で何もできなかった」と泣き出して、収拾がつかなくなったそうです。この方は、元々パーソナリティに偏りがあり、深い悩みを抱えたまま、被災地に入ったそうです。ボランティア・リーダーはケアの訓練を受けていなかったため、この参加者に振り回されてしまったようです。本コラム冒頭で紹介したコクラン・レビューでも、消防や軍隊組織以外の組織では、デブリーフィングが有効でないと報告していました。

　現在私は、惨事ストレスケアとしてのグループ・ミーティングが適用されるべき条件を、３つ想定しています。

　第１は、集団や組織が健康であることです。元々心身が健康な集団であれば、惨事への対応も現実的で、相互に支え合う雰囲気の中でミーティングが進行できます。しかし、全く見知らぬ人が集まってミーティングを開くと、心身が弱い（心理学では脆弱性と言います）人が混じる危険性があり、ミーティングが機能しなくなります。消防でも、隊員同士が元々信頼し合っていない隊では、ミーティングがうまくいかないことがあります。

　第２に、進行役（ファシリテーター）が訓練を受けていることです。本コラムでも紹介しましたが、消防でも自衛隊でもファシリテーターの訓練を重視しています。他の組織でグループ・ミーティングを行う際にも、事前にファシリテーターへの研修を行ってください。

　第３に、グループ・ミーティングに適さない事案で実施しないことです。本文でも強調しましたが、参加者の自責や怒りが強くなる事案、たとえばミスがあった活動や殉職事案では、グループ・ミーティングは役に立ちません。事案の内容を精査して実施してください。

　職業的災害救援者の組織でなくても、適用範囲を理解したうえでグループ・ミーティングを行えば、惨事ストレスに苦しむ人を少しでも減らせます。

（松井　豊）

■コラム5

惨事ストレスの（精神医学的）治療

職業的災害救援者の惨事ストレスの特徴

　職業的災害救援者（消防士、警察官、医療関係者など）は、救援活動を通じて、被災者と同じように惨事ストレスの影響を受けます。

　救援者に強い惨事ストレスを与える状況としては、損傷の激しい遺体・子どもの遺体、親族・知人の遺体を扱う、自身の負傷や死の危険、同僚の負傷・殉職などが知られています（松井，2005；ラファエル，1989；加藤，2009）。

　惨事ストレス反応の多くは、現場を離れて安静と休息を確保することで速やかに改善するものです。しかし、消防士などの職業的救援者は、職務として事故や災害現場に繰り返し出動する義務があるため、トラウマ体験に繰り返し遭遇する危険から逃れられません（松井，2005）。

惨事ストレスに対する職場の取り組みの必要性

　消防士など災害救援者の職場では、厳格な上下関係に基づくチームとしての職務遂行が求められ、隊員個人が惨事ストレスの影響を職場で語ることは容易ではありません。その一方、上司や隊員相互の関係が密なため、早期に部下や同僚の惨事ストレスに気づき、適切な対応が期待される面もあります。

　このような職場では、平時から管理職を含めた組織全体で、惨事ストレスの理解と対応に関する研修に取り組むことが大切です。また、惨事ストレス反応への早期介入を意図した、職場のメンタルヘルス体制を整備することが必要となります。

　消防士の場合、惨事ストレスへの組織的対応として、2000年から、所属部隊ごとに、活動後、8時間以内に行う1次ミーティング（デフュージング）と、72時間以内に行う2次ミーティング（デブリーフィング）を組み合わせたグループ・ミーティングによるストレスケアが行われてきましたが、現在は、デブリーフィングではなく、個別面接が基本になりつつあります（松井，2005；君塚ほか，2009）。

　また、大規模な事故・災害現場での活動後や、同僚の受傷・殉職が生じた後のストレス評価、ハイリスク者の早期発見と治療導入を目的とした外部専門家による介入制度として、「消防庁緊急時メンタルサポートチーム」の活動が、2003年に開

始されています（松井，2005；君塚ほか，2009）。

　現在は、早期介入で気づかれたPTSDのハイリスク者を、どのように地域の精神
保健相談や精神科受診につなげるかが課題です。

　各自治体と政令指定都市に設置されている「精神保健福祉センター」は、本来、
地域の精神保健相談や精神科治療導入の役割を持っており、今後、地域の受け皿の
一つとして期待されます。

惨事ストレス反応の急性期のアセスメント

　典型的な惨事ストレス反応は、PTSDの中核症状でもある、侵入（再体験）、回避、
過覚醒の症状で、悲惨な光景が頭から離れない、今も同じ体験が起きていると感じ
る、夢に出てくる、体験を思い出す場所・人・物を避ける、気が高ぶる、眠れない
などです（松井，2005；ラファエル，1989；加藤，2009；西・金，2016；加
藤，2006）。

　トラウマ体験後に生じるストレス反応の経過は、体験直後から48時間以内を「直
後」、3日目～1カ月を「急性期」とし、1カ月以上、症状が持続する場合に
PTSDと診断されます（西・金，2016；American Psychiatric Association,
2014）。

　体験直後と急性期の急性ストレス障害（Acute Stress Disorder：以下、ASD）
には、茫然自失、記憶が（一部）ない、現実感喪失、感情が湧かない（情動麻痺）、
過去の出来事が今も起きているかのように感じるフラッシュバックなどの解離性の
要素が多く含まれ、出来事に関する思考や刺激の回避、また陽性感情の麻痺が生じ
ます。

　この時期、ストレス反応の程度を把握しPTSDのハイリスク者をスクリーニング
するため、IES-R：Impact of Event Scale-Revised（改訂出来事インパクト尺
度日本語版）などが評価尺度として使用されています（加藤，2006；藤森，
2016）。

　消防士を対象とした「緊急時メンタルサポートチーム」では、専門家の介入前に、
独自に作成した簡便な質問紙を用いてハイリスク者をスクリーニングしています。

体験直後、ASD、PTSDの診断、評価尺度

　ASD、PTSDの臨床診断はDSMの診断基準に準拠するのが一般的です。DSM-5
のPTSDの診断基準は、基準Aの出来事の定義が明確にされ、基準Bの症状では、「侵
入」「回避」「過覚醒」に加え、「認知と気分の陰性の変化（想起不能、過剰に否定

的な信念や予想、恐怖、怒り、罪悪感、重要な活動への関心減退、孤立、幸福や愛情を感じることができないなど）」が記載されました（American Psychiatric Association, 2014；藤森, 2016）。

基準Aに該当する出来事の後、基準Bを満たす症状が確認された場合、その症状の持続が、1カ月未満であればASDと診断され、1カ月たった後も持続していればPTSDと診断されます。

PTSDに対する、精度の高い診断尺度として臨床研究で広く使用されているCAPS：Clinician-Administered PTSD Scale（外傷後ストレス障害臨床診断尺度）は、使用に当たって、あらかじめ使用法の講習を受けることが求められています（藤森, 2016）。

体験直後 ～ ASDへの対応

ASDの対応に関する、デブリーフィングの有効性は否定されており、心理的応急処置（PFA：Psychological First Aid）に則った対応による、心身の安全確保と生活の安定が優先されます。

ASDの多くは自然に改善する例が多い反面、PTSDの前駆期と考える時期でもあり、実際、PTSDに移行する例もあるので、適切な治療環境下で注意深く経過観察することが大切です。

ASD症状が遷延する場合は、PTSDへの移行を予防するためにも、速やかにSSRI（Selective Serotonin Reuptake Inhibitor：選択的セロトニン再取り込み阻害薬）による薬物療法の開始が必要です。

数日以上続く不眠にも薬物療法が必要で、非ベンゾジアゼピン系のマイスリーなどが推奨されています。悪夢に対しては、ベータブロッカーのインデラル10mg / dayが推奨されていますが（西・金, 2016；American Psychiatric Association, 2014；藤森, 2016）、三環系抗うつ薬や抗精神病薬の処方もあると思われます。

消防士の場合、凄惨な災害現場、自分自身の死の危険、同僚の殉職などに遭遇した後に、重症のASDが生じることがあります。

重症のASDでは、外界に注意が向かず、問いかけても応答は乏しく、自分の意思を充分に表明できないこともあり、ハイリスク者スクリーニング用の質問紙の質問内容に注意が向かず、熟慮なしに全項目「全くなし」と回答した例があります。

このような状態では、自傷行為などの衝動行為ほか、危険な行動が生じることも

あるため、上司、同僚、家族などが、本人を保護的に見守りながら、速やかに精神科を受診させることが必要です。

精神病性の再体験症状には、ジプレキサ、リスパダールなどの抗精神病薬の投与が必要です。以前は、焦燥、不安などへのベンゾジアゼピン投与が多用されていましたが、現在は、依存性の強さから推奨されません（飛鳥井，2008；日本トラウマティック・ストレス学会，2013）。

PTSDへの対応——治療に関する説明と同意

災害救援者の中には、PTSDの症状を自覚しても、すぐには受診せず、PTSDの症状を自分の弱さと考えて苦痛に耐えていたり、不眠やイライラを大量飲酒で凌いでいることがあります。

多くは、職務に支障が生じて職場に気づかれ、上司の指示で精神科を受診することになります。治療に協力的なことが多いのですが、薬物療法に対しては、時に、「薬に頼りたくない」などと拒否されることがあります。

その場合、本人の背景に、病気と診断されることへの不安や、自分の処遇に対する不信や警戒などがあることに、充分な共感的理解を示すことが大切です。そのうえで、今後の症状経過の見通しを説明し（疾病教育）、薬物療法の有効性と必要性を説明して治療同意を得ることが必要です。

服薬に抵抗が大きい場合には、不安、フラッシュバック、過覚醒などの症状に対する、「呼吸法」「筋弛緩法」「自律訓練」などの自己対処法を紹介し、取り組みを促すことも大切なことです。

PTSDの症状に圧倒され、制御不能になった心身の自己コントロール感を取り戻す意味で、これらの対処法は、大いに有効な技法です。

治療中の職場との連携

治療者にとって、職場に本人の病状をどの程度伝えるかは、繊細な配慮を要する重要な課題です。治療者が医師としての守秘義務を守ることを、本人には明確に伝えたうえで、職務に伴う責任と危険に配慮し、職場から照会があった場合には、本人の治療経過について、職場に情報提供する必要があることを説明し同意を得ておくことが必要です。

PTSDの治療

海外の治療ガイドラインで、比較試験（Controlled Trial）による有効性を認めているPTSDの治療は、精神療法では、トラウマ焦点化認知行動療法、EMDR（Eye

Movement Desensitization and Reprocessing：眼球運動による脱感作と再処理法）、PE療法（Prolonged Exposure therapy：持続エクスポージャー療法）などの暴露療法であり、薬物療法ではSSRIによる治療だけですが、充分な有効性のエビデンスがあるのは暴露療法のみであると結論づけられています（飛鳥井，2008；日本トラウマティック・ストレス学会，2013；岡野，2006）。

したがって、海外の治療ガイドラインは、薬物療法よりも暴露療法を第一選択としており、それらの暴露療法の中でも、想像エクスポージャーと現実エクスポージャーの両面を扱う、FoaによるPE療法がとくに推奨されています。

しかし、日本では、それらの暴露療法を提供できる施設と専門家が少ないため、薬物療法が中心になっているのが現状です（君塚ほか，2009；飛鳥井，2008；日本トラウマティック・ストレス学会，2013）。

PTSDの併存症に対する治療の必要性

薬物療法が必要になる理由の一つは、PTSDには、多くの併存症が認められ、自殺念慮、自傷行為にも注意が必要なためです。

PTSDは、しばしば、うつ病、アルコール依存症、睡眠障害、不安障害、躁状態、幻覚妄想状態などを合併し、様々な自律神経症状や疼痛も多く見られますが、本人が、診察時に、それらの併存症による症状を訴えないこともあるので、確認が必要です（American Psychiatric Association, 2014）。

「うつ病」は、PTSD の約半数に合併すると言われ、PTSDの第一選択薬と同じSSRIか、その他の抗うつ薬が処方されます。

「アルコールその他の物質依存症」の合併は多く、依存症と診断された場合には依存症の治療が優先されます。

その他、「精神病性症状」はPTSD患者の40%に認められると言われ、「睡眠障害」「不安障害」「躁状態」や「身体の疼痛」にも、症状に応じて必要な薬物が処方されているのが実情です。

PTSDの薬物療法

金は、薬物療法の目的は、「症状による苦痛の軽減」「回復力の増強」「機能改善の促進」であると述べ、中核症状である、侵入性再体験、トラウマ関連刺激の回避・麻痺、過覚醒などを緩和・軽減することを治療目標としてあげています。

PTSDの薬物療法は、国内外でアルゴリズムやガイドラインが示されていますが、薬物療法のみによるPTSDの寛解率は40 ～ 60%とされています。

第一選択薬は、SSRI（Selective Serotonin Reuptake Inhibitor：セロトニン再取り込み阻害薬）と呼ばれる抗うつ薬で、中でも、パロキセチン（paroxetine）とセルトラリン（sertraline）は、無作為割り付け対照試験（RCT：Randamised Controlled Trial）で有効性が認められており（西・金，2016；American Psychiatric Association，2014；藤森，2016；金，2006）、SSRIを主とする薬物療法がPTSDに有効であることが知られてきました。

　SSRIの効果発現は１～２週間かかりますが、12 週間後には多くの患者が改善を示し、少なくとも50％の症状軽減が期待できるとされます。したがって、SSRIでの治療は、投与開始３～６カ月後の寛解を目指すことが目標になります。

　SSRI以外にも、多くの抗うつ薬、抗精神病薬、気分安定薬などが症状に合わせて治療に用いられています（金，2006；廣常・疇地，2016）。

　評価尺度による定量やRCTによるエビデンスは確認されていませんが、神田橋は、フラッシュバックの治療に、２つの漢方薬（四物湯と桂枝加芍薬湯）を組み合わせて、１日に１～２包ずつ服用させる治療が有効であったと紹介しています（神田橋，2012）。

　十河は、フラッシュバックは脳内アセチルコリン神経系の亢進状態であるという仮説に基づき、フラッシュバックに対して、中枢性抗コリン剤のトリヘキシフェニジール（アーテン）を必要時の頓服として投与するか、場合によっては、１日３錠の分散投与によって、PTSDのフラッシュバックが軽減したと報告しています（十河，2015）。

薬物療法と暴露療法の併用（飛鳥井，2008；日本トラウマティック・ストレス学会，2013；岡野，2006）

　金は、薬物療法の目的として、さらに「薬物以外の心理社会的治療の促進」を加えています。これは、薬物療法で症状や苦痛を緩和できれば、その後に暴露療法などの治療が可能になるということであり、その意味でも薬物療法は重要であるといえます。

　同様に、神田橋は、PTSDの治療戦略の中で、フラッシュバックの制御は、PTSD治療の前処置であると述べ、PTSDの治療は外傷記憶に直面することが必要で、そのときに生じる感情反応が治療を不可能にしないように、その反応を軽減することが目的だと説明しています（神田橋，2012）。

　すなわち、薬物療法は、他の心理社会的治療と拮抗するものではなく、薬物療法

とPE療法などを併用することで、さらに症状改善が期待できることを意味しています。

災害救援者の治療と職場復帰

　明らかに重症のPTSDには、薬物療法とPE療法などの暴露療法を併用した綿密な治療が必要になると思われます。

　しかし、多くの場合、薬物療法と職場の環境調整だけでも、彼らの強靭な回復力により、かなり良好な回復が期待されます。

　彼らは、強い意志で自己節制に努め、治療の指示に熱心に従います。反面、早く治りたい、職務に復帰したいという強い思いのために、しばしば強い焦りを生じさせます。彼らに、安静を強調しすぎたり、洞察を求めるアプローチで症状改善を待つのは、焦りをさらに亢進させる可能性があるので、むしろ言語的接近を減らし、療養早期から、スポーツなどの身体活動を積極的に取り入れる工夫が効果的です。

　職場復帰に対する焦りは、それを薬物療法などで抑制しようとせず、むしろ、その意欲を評価し、職場の上司の理解を充分得たうえで、早期の職場復帰に結び付けてゆくことが、建設的な治療であると感じます。

　現在、この領域の職場復帰に関する復帰訓練モデルは、まだ整備されていないようですが、上司の適切な配慮と見守りの下で、活動時間と活動内容の段階的負荷増大を図ることは、最も現実的であり、そのプロセスは、PE療法による、現実エクスポージャーの段階的な治療過程と同様の意味を持つと推測されます。

　近年、自然災害や大規模な事故の発生に伴い、惨事ストレスの被害を受ける災害救援者も増える可能性があります。

　今後、惨事ストレスに関する症状と有効性のある治療法の知識が、さらに広く普及することが望まれます。

（栃木県精神保健福祉センター所長　増茂　尚志）

第6章　広域災害時の惨事ストレスと対策

　広域災害が起こると、ふだんのストレスとは異なるストレス状況が生じます。本章では、東日本大震災で自身が被災した消防職員と派遣された職員のストレスに関する調査結果に基づいて、広域災害で被災した組織に生じる問題と広域災害に派遣された職員のストレスとその対策について説明します。

　本章で紹介する対策は、企業の事業継続計画（Business Continuity Planning, BCP）を立案されている人にも知っていただきたい対策です。

第1節　被災した消防職員の惨事ストレス

　総務省消防庁では、東日本大震災の約1年半後に、被災した消防職員（岩手県・宮城県・福島県の沿岸部で被災した本部を対象にした）に対する調査を実施しました。被災した消防職員の体験を、図6-1に示します。自分や周囲の人について、「知人や友人が亡くなった・行方不明になった」人が47％と、半数近くもいました。「職場の上司や同僚が亡くなった・行方不明になった」人は25％で、「家族が亡くなった・行方不明になった」人も6％いました。住まいや職場についても「住まいは家財が散乱し、片付けが大変だった」が35％、「職場が津波で流された」が15％になっていました。「住まいや職場には、特に被害はなかった」は26％しかいないので、4人に3人の

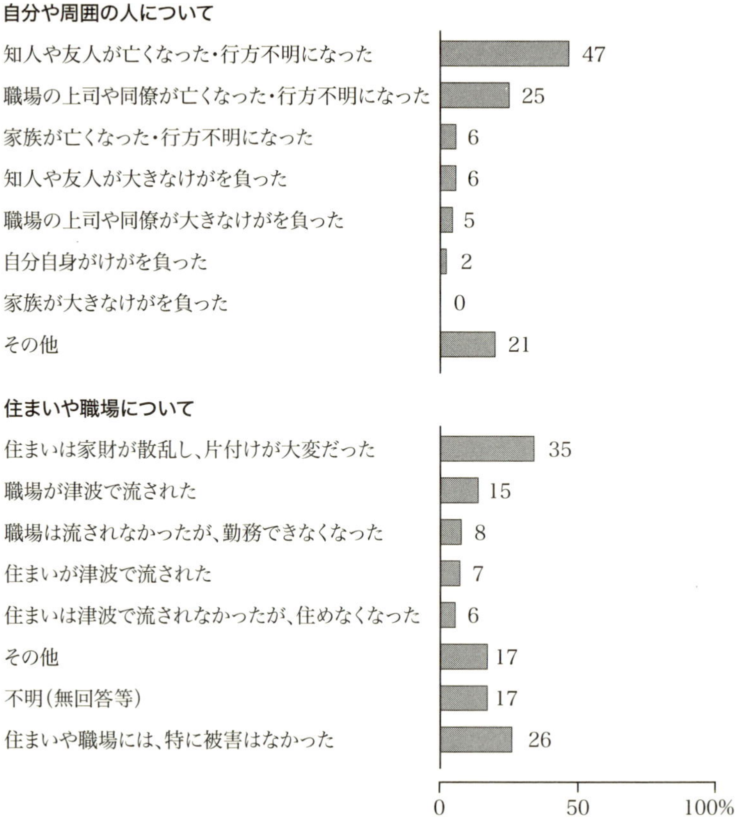

自分や周囲の人について

項目	値
知人や友人が亡くなった・行方不明になった	47
職場の上司や同僚が亡くなった・行方不明になった	25
家族が亡くなった・行方不明になった	6
知人や友人が大きなけがを負った	6
職場の上司や同僚が大きなけがを負った	5
自分自身がけがを負った	2
家族が大きなけがを負った	0
その他	21

住まいや職場について

項目	値
住まいは家財が散乱し、片付けが大変だった	35
職場が津波で流された	15
職場は流されなかったが、勤務できなくなった	8
住まいが津波で流された	7
住まいは津波で流されなかったが、住めなくなった	6
その他	17
不明（無回答等）	17
住まいや職場には、特に被害はなかった	26

図6-1　被災消防職員の体験（N=306）

（大規模災害時等に係る惨事ストレス対策研究会，2013）

回答者は、住まいか職場に何らかの被害を受けていました。

被災本部は業務多忙

　被災後1年半の間に「勤務に関して苦労したこと」をまとめたのが図6-2です。業務に関しては、「復旧のため業務上の混乱が長く続いた」（55%）や「日常業務が多く、非常に忙しかった」（51%）、「人手不足による苦労が増えた」（41%）が多く、自分の問題でも「充分な休暇がとれなかった」（52%）

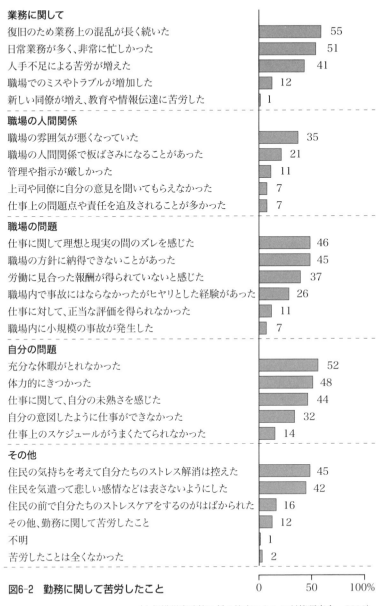

図6-2 勤務に関して苦労したこと

(大規模災害時等に係る惨事ストレス対策研究会, 2013)

や「体力的にきつかった」（48%）が多くなっていました。このように、被災本部では第1の問題として、業務多忙が現れます。

　日常業務に加えて、行方不明のご遺体の捜索や復旧活動の支援などの被災に伴う業務が増えます。職場の復旧が必要になったり、署を移転せざるを得なくなった職場もありました。職員の被災や受傷により、勤務できる人員が減った中で、業務が増え続けた職場もありました。

　被災した職場における業務多忙は、消防だけでなく、病院や企業などの他の組織でも生じます。

怒りの蔓延

　被災した消防で生じた第2の問題は、職場の人間関係と職場に見られました。怒りの蔓延です。職場の人間関係では「職場の雰囲気が悪くなっていた」（35%）や「職場の人間関係で板ばさみになることがあった」（21%）が高く、職場の問題では「仕事に関して理想と現実の間のズレを感じた」（46%）や「職場の方針に納得できないことがあった」（45%）、「労働に見合った報酬が得られていないと感じた」（37%）が高くあがっていました。

　これらの回答は、被災した職場の中で、怒りが蔓延していたことを意味します。第3章で、急性ストレス症状として、怒りが生じることを説明しましたが、広域災害時には職場全体に怒りが蔓延することがあります。ある被災地の若手職員は、「以前から嫌な上司だったけど、前は我慢ができていたんです。でも、あれ（震災）以降、どうしても殴りたくなって仕方がないんです」と語っていました。事例3-12では、部下からなじられた上司の例も紹介しました。他にも、ささいなミスをした若手職員にいじめが集中した例もありました。

　消防に限らず病院でも一般企業でも、被災組織には、怒りが生じ、職場がギスギスしたり、苛立つ職員が増えます。被災時には職場全体に怒りが蔓延しますので、誰かを犠牲者にしないことを心がけてください。

東日本大震災に特徴的に現れた問題

　以上は、広域災害に襲われた組織に共通して見られた問題ですが、第3の問題は、東日本大震災に特徴的に見られた問題です。図6-2のその他の部分をご覧ください。「住民の気持ちを考えて自分たちのストレス解消は控えた」（45％）と「住民を気遣って悲しい感情などは表さないようにした」（42％）が高くあがり、「住民の前で自分たちのストレスケアをするのがはばかられた」（16％）も1割以上あがっていました。被災した消防職員は、悲しみやつらさなどの感情を表出したり、自分たちのケアを抑制したりしました。この問題（感情表出やケアの抑制）は、阪神・淡路大震災の被災地でも一部の職員に見られましたが、これほど多く見られたのは、東日本大震災の特徴と考えられます。

　では、なぜ同震災ではこの問題が多く生じたのでしょうか。一つの理由は、消防職員の公僕意識にあります。「自分たちは公務員だから、住民を優先しなければいけない」という気持ちです。

　さらに、消防職員も避難所に避難したという事情も加わりました。多くの現場の消防職員は、交代制で勤務しています。交代制の勤務では24時間10分程度勤務した後、自宅に帰り休養をとります。家に帰れば、良い夫や父として、プライベートな時間を過ごせます。ところが、最近の避難所では居住地を配慮して、近所の人と同室になるように配置されます。近所の方は、消防職員の職業を知っています。このため、避難所に入った消防職員は、毎日24時間、自身が「消防職員である」という意識をもち続けている必要があります。

　また、東日本大震災で被災された方の多くは、漁業や水産加工業や商業施設の方でした。漁場は瓦礫でいつ整備されるかわからない時期が続きました。水産加工業では工場が津波の被害に遭った企業が多く、そうした企業では、移転の見通しが立つまで操業の再開が難しい状況でした。商業施設の方はプレハブなどで仮営業をしていましたが、顧客は減少していました。いずれも収入を得ることができない状況でした。このような周囲の人に比べて、消防

職員には仕事があり、収入を得ていました。こうしたことも、感情表出を抑制した一因であると、推定されます。

下方比較

　ただし、こうした感情表出の抑制は、消防職員や公務員だけの経験ではありませんでした。被災した一般市民にも多く見られました。震災1カ月後のテレビのニュースで、行方不明のご家族がご遺体で見つかった女性がインタビューされていました。アナウンサーが「おつらいでしょう」と尋ねたところ、「はい。でも私たちはいいです。お隣（のご家族）はまだ弟さんが見つかっていないんです」と答えていました。東日本大震災の介入経験では、「自分より不幸な人がいるから、自分は悲しんではいけない」と考えた方に多く出会いました。

　自分より不運な人や自分より能力の低い人と自分を比べて、「自分はまだましだ」と感じる現象は、下方比較と言います。下方比較は、一般に自尊心が傷つけられそうなときに生じ、自尊心の回復を求めるために行われると理論化されています（高田，2011）。しかし、同震災で見られた下方比較は、自分より不幸な人がいたら、自分は悲しんではいけないという方向に働いていました。

　東日本大震災では、避難所の中が静かで、避難した方が穏やかであったという事実から、「東北人は我慢強い」という言葉をよく聞きました。確かにそのような地域文化の特徴もあるのかもしれません。が、被災者は、自分よりつらい目に遭った人のことを思い、感情表出を抑制し合っていたのではないかと思われます。そう考えた一つの根拠は、下記のエピソードでした。

事例6-1

　東日本大震災から数カ月たったときに、ある記者が女性歌手の避難所慰問を取材しました。避難所にいたのは中年女性が多く、歌手の慰問を喜び、歓迎しました。歌手が持ち歌を歌うと、とても喜んだそうです。ところが、持

ち歌の後に童謡を歌い始めた頃から、聴衆からすすり泣きが聞こえ、最後には泣く人が多くいました。同行した記者は「この人たちはこんなに我慢をしていたんだ」と実感したそうです。

　このエピソードや介入時に聞き取った内容から、避難されていた方や被災された方が、いかに自分の感情表出を抑え、我慢され続けてきたかを、感じました。

サバイバーズ・ギルト
　感情表出を抑える原因の一つが、サバイバーズ・ギルト（Survivor's guilt；生き残り罪悪感）です。サバイバーズ・ギルトは、自然災害や事故などで人が亡くなったときに、同じ体験をした生存者が感じる罪悪感です。たとえば、リフトン（2009）は広島の原爆やナチスドイツの強制収容所の生存者のサバイバーズ・ギルトを考察しています。
　東日本大震災で被災した一般公務員の事例を紹介します。

事例6-2
　若い職員たちも私も、お互いにあの日のことは話したくない。私が生き残ってだれかが死んだという思いがある。同じ場所にいて助かった職員、助からなかった職員がいるわけです。そうすると、遺族が生き残った職員に対して「何であなただけ助かっているの？」と平然と電話する。上司の奥さんに「おまえの夫が残れと言ったから死んだんだ」と電話が行く。そういうこともいっぱいあるんです。（鍵屋，2014）

　身近な方が亡くなったり、直接的間接的に故人の死の原因となっている場合に、サバイバーズ・ギルトは強くなります。サバイバーズ・ギルトは、自分が生命を賭して故人を救わなかったとか、死にゆく人の求めに応じられなかったことによって生じると理解されています（岩井，2006）。

第6章　広域災害時の惨事ストレスと対策　*139*

ただ、私は日本人のサバイバーズ・ギルトには少し異なった意味があると
考えています。

事例6-3

　東日本大震災の津波で、お子さんをなくされた男性に数回のカウンセリン
グをしていました。つらいご体験を話された次の回に、少し晴れやかな顔で
部屋に入ってこられました。私はてっきり先回のカウンセリングが奏効した
かと思ったのですが、違っていました。「先生、先週、おがみやさんの所に
行って、子ども（の霊）と話をしてきたんですよ。子どもは、『お父さんが
たくさん悲しんでくれたから、もう大丈夫だよ。彼岸が終わったら、もう悲
しまなくていいよ』と言ってくれたんです」。私のカウンセリングより、故
人からの赦しが大きな意味を持っていたのです。

　他の被災者の記録を読んでも、我々日本人のサバイバーズ・ギルトは、亡
くなった方から赦しを求めたいという強い気持ちではないかと考えています。
日本人は宗教団体に所属する人は少ないのですが、霊魂の存在を信じている
人は少なくありません（松井，1998；大村，2016）。自分が生き残っている
ことを、故人の霊に赦してもらいたい。この強い願いが、日本人のサバイ
バーズ・ギルトの根底にあると考えています。

被災した消防職員のストレス状態

　話を被災した消防職員に戻します。以上のような被災した消防本部の問題
に関連して、消防職員を辞めたいと思った経験を図6-3に示しました。
「思ったことは一度もない」と回答した職員は55％で、4割以上の職員が辞
めることを考えていました。「真剣に検討した」回答者も7％いました。た
だし、この1年半の間に実際に退職した職員は、この調査に回答していませ
んので、実際に検討した人はもっと多かったと考えられます。

　一方、東日本大震災の各職種のIES-R-Jのハイリスク率（表7-3参照）を

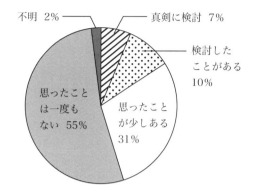

図6-3 震災から今まで（1年半の間）に消防職員を辞めたいと考えたこと
単一回答で尋ねたが、多重回答をした回答者があったために、合計値は100%にならない。

見ると、被災地の消防職員の15.4%がハイリスクでした。この比率は、第3章第3節で紹介した全国の消防職員のハイリスク率（15.6%）とほぼ同じでした。

広域災害被災時にはまずトップが支援表明を

広域災害で被災した組織では、第5章で述べた消防組織が行う惨事ストレス対策（表5-1）に加えて、いくつかの対策をとることが勧められます。表6-1には、広域災害直後に組織が追加的にとるべき惨事ストレス対策を

表6-1 広域災害直後に組織が追加的にとるべき惨事ストレス対策

①トップからの支援表明
　　市民は職員が護り、職員は組織が護る！
　　見舞い・ねぎらい・敬意
②職員や職員の家族の安全確保・資源確保
　　避難指示・家族への情報提供・住居確保
③怒りの蔓延に備える
④休憩・休養の確保
⑤記録をとる

第6章 広域災害時の惨事ストレスと対策　141

まとめました。

　広域災害後に、組織のトップは職員を守ることや職員を支援することを表明してください（表6−1①）。被災で亡くなったりけがをした職員に見舞いの気持ちを伝え、現場で活動中の職員をねぎらい、厳しい状況の中で活動を続けていることに敬意を払います。組織の長は職員に対して、「市民は職員が護り、職員は組織が護る！」という姿勢を示してください。

　職員や職員家族の安全確保も必要になります（同②）。職員が勤務中の場合には、ご家族の安否情報の入手も必要になります。家族が安全なところで生活できていないと、職員は安心して働くことができません。

　活動資源の確保も重要です。消防であれば公的な支援を受けやすいのですが、私立病院や私企業の場合には、活動資源の入手が難しい場合があります。発災前に他の組織との提携契約などを結んでおくことが望まれます。

　職場内の怒りの蔓延に備える（同③）ことは、これまでも繰り返し強調してきました。遅く出勤した職員を責めたり、部下のささいなミスに苛立ったり、上司の命令が理不尽に感じたりしがちです。こうした怒りの蔓延を和らげることもストレス対策になります。

　活動中は、少しでも休憩する場所や時間を設け、活動が落ち着いてきたら、休養や休暇を取れるように配慮します（同④）。

　また、被災した状況の映像や活動記録をとっておいてください（同⑤）。日報などのような簡単な記述だけでなく、決定事項のメモ、被災状況の画像や映像などを記録しておいてください。人数の多い組織であれば、専門の記録係を任命してもよいでしょう。被災時には、気持ちにゆとりがなく、決定事項のメモも面倒に感じられます。解離性健忘も起こりやすいので、後日に影響するような重要事項も、記憶に残らない危険性があります。

　さらに、被災時の映像が記録されていれば、復旧復興期に被災状況を外部の方に理解してもらったり、受援や補償の根拠の証拠とすることもできます。また、被災した職員同士が当時を振り返り、自分の体験と折り合いをつけるときにも、被災時の記録は役立ちます。

亜急性期以降は

　急性期（発災後1〜2カ月ぐらい）が過ぎたら、表6-2にあげた対策も採ってください。

　まずは健康診断（表6-2①）です。第5章でも述べましたが、健康診断では、身体症状だけでなくメンタルチェックも行ってください。また、ストレスの高い人が受診しない傾向がありますので、全員受診を原則としてください。

　職場内の支え合いを促してください（表6-2②）。復旧活動などが一段落したら、慰労会、振り返りの会、宴会、献杯の会、茶話会など、心を許せる人が集まって、互いを慰労し、励まし合う会を開いてください。この際、住民やマスコミに気がつかれないような場所で開く必要があります。

　業務内容に合わせて休暇を付与する（同③）ことも、組織的なストレス対策となります。急性期には、休暇を取ることは難しい状況が続きますが、少し落ち着いてきた時期には、重労働や精神的にきつい仕事をしてきた職員に重点的に休暇を与えたり、ケアを提供するなどの配慮が求められます。

　中長期的な対策の一つが、展望や見通しを与えることです（同④）。被災した職員は、「この街はどうなってしまうのだろう」とか「復興なんてできるのだろうか」や「この復興業務はいつまで続くのだろう」などの不安を抱えています。こうした不安をしずめる大事な対応策が、組織の長が展望を示したり、業務の見通しを示したりすることです。安易な気休めではなく、しっかり将来を見据えた展望が示されれば、職員の士気は維持され、惨事ストレスが軽くなります。

表6-2　広域災害の亜急性期に組織が追加的に採るべき惨事ストレス対策

①健康診断（メンタル部分も考慮して）
②職場内の支え合いの促進
③休暇の付与
④展望・見通しを与える

第6章　広域災害時の惨事ストレスと対策　143

第2節　派遣された消防職員のストレス

　次に、被災地に派遣された消防職員の惨事ストレスをデータから見てみましょう。

東日本大震災で派遣された職員はストレスが低め

　東日本大震災の2カ月後に、全国消防職員協議会から派遣された職員がどの程度ストレスを感じているかを調べて欲しいとの依頼を受け、調査をしました。その結果、IES-R-Jで5.1％の職員がハイリスクであることがわかりました（畑中ほか，2011）。一方、前節で紹介した総務省消防庁の調査でも、同震災で派遣された職員のストレスが調査されました。その結果、IES-R-Jのハイリスク率は、3.7％でした（大規模災害時等に係る惨事ストレス対策研究会，2013）。ハイリスク率が0％であったという報告もあります（野島ほか，2013）。

　全体的に見て、東日本大震災の被災地に派遣された職員のストレスは、低めであったと判断されます。

被災者からの感謝が支えに

　この理由の一つが、「住民からの感謝」でした。図6-4には、派遣された消防職員が「活動中、力づけられたり、心の支えになったりしたこと」を示しています。被災した消防職員の結果（図4-1）と同様に、家族の支えと仲間との会話も高くあがっていますが、最も高いのは「被災者から感謝されたり、お礼を言われたりした」（53％）でした。私は同震災の2カ月後に被災地に入ったときに、小学校の塀などに「消防さんありがとう」とか「自衛隊さんありがとう」といった張り紙をたくさん見ました。発災2カ月後の調査でも、派遣された職員が震災で印象に残った光景として、下記のような記述がありました。

144

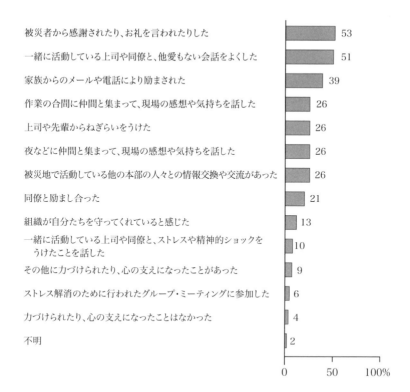

**図6-4　東日本大震災の被災地に派遣された消防職員が、
「活動中、力づけられたり、心の支えになったりしたこと」**

調査対象者は、緊急消防援助隊として東日本大震災の被災地に派遣された消防職員（30,684名）から、消防司令以下の消防職員640名を無作為抽出した。職場からの配布で、個別郵送回収した。2012年9〜10月に実施された。

(大規模災害時等に係る惨事ストレス対策研究会, 2013)

事例6-4

　私たちが被災地から帰るときに地元のサービスエリアに立ち寄りました。私たちがどろどろになった制服を着て、車両を降りたとき、前の大型バスの後部座席に座っていた高齢の女性が、私たちに向かってずっと手を合わせて、拝んでくれていたことが、記憶に残っています。

同震災では、消防だけでなく、自衛隊員も警察官も、被災された方の感謝の気持ちがストレスを和らげていました。ただ、阪神・淡路大震災の神戸は異なりました。事例2-5と比べてください。この違いは、活動内容によるものと考えられます。東日本大震災では消火活動は3日でほぼ収束し、派遣された職員は遺体捜索などの活動に従事したため、住民から感謝されました。阪神・淡路大震災では一部の地域において消火活動が充分にできなかったため、住民から非難されました。住民からどのような対応を受けるかによって、職業的災害救援者のストレスは大きく異なります。

　なお、東日本大震災で同じように住民のために活動しているのに、感謝されていなかった職業の人がいました。第7章第2節で紹介します。

家族へ情報提供を

　表6-3には、職員を広域災害に派遣した本部が配慮すべきポイントを列挙しました。

　第1のポイントは、家族への情報提供です。第5章で家族への支援の必要性を述べましたが、災害派遣時には家族にさらに負担がかかります。図6-5には、東日本大震災の被災地に派遣された職員に「あなたの派遣でご家族に不安やストレスを感じられたことはありますか」と尋ねた結果です。「報道を見て被災地の様子があまりに悲惨で、不安を感じていた」（42％）や「現場でどのような活動をしているのかが、家族にはわからず、不安に感じていた」（37％）が多く、「家族が不安やストレスを感じたことはない」（17％）は2割弱にとどまっています。8割以上のご家族が不安やストレスを感じて

　表6-3　派遣消防本部のあるべき対応

---

　①派遣職員の家族へ情報を
　②悲惨な現場で活動した職員に1日のクッションを
　③派遣されなかった職員への配慮を
　④不充分な活動に終わった職員への配慮を

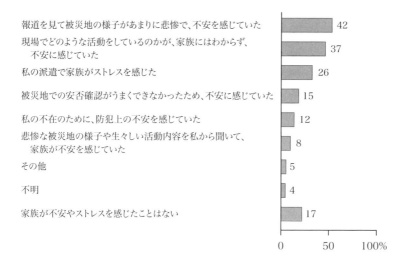

図6-5 職員の派遣で家族が感じた不安やストレス

調査対象者は、緊急消防援助隊として東日本大震災の被災地に派遣された消防職員（30,684名）から、消防司令以下の消防職員640名を無作為抽出した。職場からの配布で、個別郵送回収した。2012年9～10月に実施された。

（大規模災害時等に係る惨事ストレス対策研究会，2013）

いました。多くの職員が派遣前にご家族に「被災地に行ってくる」とだけ告げ、どこでどのような活動をしているのかについては、何の連絡もしていません。このため、ご家族は報道で流れる悲惨な映像を見て、不安をかき立てられるばかりでした。派遣時の活動には守秘義務が伴いますが、ご家族には守秘に係らない程度の情報を提供してください。たとえば、「我が本部の職員は宮城県南部に派遣されており、皆無事であると報告を受けています。明後日に、帰署予定です」などと。

家族の不安に気づく

　また、災害派遣で不安を感じているご家族の気持ちに、職員が気がつくことも重要です。

第6章　広域災害時の惨事ストレスと対策　147

事例6-5

　東日本大震災の災害派遣に従事中のある支援者（引用者注：おそらく自衛隊員）が、「2週間ぶりに家に帰ったのに妻と喧嘩してしまい、そのまま家を出てきてしまった。また、しばらく帰れない日が続くのに……」と後悔していることを話してくれた。家族への大きな被害はなかったものの、2週間ぶりの休息が与えられ自宅に戻ると、余震が続く中、必死に子どもを守っていた妻が、その不安を支援者にぶつけてきた。休みなく続いた救援活動に疲れも感じており、妻の不安な気持ちをうまく受け止めることができず喧嘩になったという。(脇，2018)

　職員への事前教育で、家族が不安を感じていることにも留意するよう伝えておけば、こうした問題は避けられるかも知れません。

悲惨な現場から帰ったら、1日のクッションを

　悲惨な現場で活動した職員は、一定のストレスを受けますが、ここまで説明したように、被災した住民からの感謝などでストレスは和らぎます。

　ただ、可能であれば、被災地から帰ってすぐに本務に戻らず、1日のクッションを置いて欲しいと、派遣元の本部にお願いしています（表6-3②）。具体的には、派遣された職員同士が消防本部などに集まって、記録の整理などをして、できればストレスの専門家から今後起こりうる事態の説明を受けてください。

　クッションを置く理由の第1は、現実感喪失などのストレス症状の予防です。第3章で説明したように、悲惨な現場を見て現実感を失うだけでなく、地元に戻っても現実感を失うことがあります。このため、ストレスの専門家からストレス症状の説明を受けておくと、こうした反応も異常なことではないと受け止めやすくなります。

　クッションを置く第2の理由は、復帰後に周囲が示す独特の反応を知っておくためです。悲惨な現場で活躍した職員は、周囲から称賛され英雄視され

ることがあります。「あれだけひどい現場でよく活動した」とか「我が本部の英雄だ」などと、過度に称賛する人がいます。一方で、「おまえが派遣された後に穴を埋めたのは俺たちなのに」という妬みを向けられることもあります。派遣職員自身も、「あんな悲惨な現場を口で説明しても、被災地に行っていない同僚には理解されないだろう」と考え、被災地での話をしない傾向が見られます。被災地で一緒に活動した仲間とは話をしたいのですが、署が異なってるために連絡しづらいようです。このため、職場内や家庭で孤立感を感じた人もいました。

　こうした周囲の過度な反応を知っておき、一緒に派遣された職員とメールアドレスなどを交換し、職場内の孤立を予防することも、クッションの役割になります。

派遣されなかった職員にも配慮を

　派遣を希望したのに派遣されなかった職員にも配慮が必要です（表6-3③）。自分が希望したのに、交代制の都合や役職の関係で派遣されないことがあります。派遣されなかったときには、上司から能力を評価されていなかったかと思いがちです。派遣された職員が帰ってくると上記のような妬みの気持ちも働きます。消防ではあまり大きな問題にはなりませんでしたが、自衛隊ではこの問題が隊員の士気に大きく影響したと聞いています。

不充分な活動に終わった職員への配慮も

　派遣された職員でも、不充分な活動に終わった職員には配慮が必要です（表6-3④）。

事例6-6

　被災地と離れた署から、被災地に派遣された救急隊員の経験です。東日本大震災発災直後から被災地への派遣を希望しましたが、実際に派遣されたのは3週間後でした。地元の仲間は被災地の報道を見て、「がんばってこいよ」

第6章　広域災害時の惨事ストレスと対策　*149*

と大きな声援で送り出してくれました。しかし派遣先は沿岸部ではなく、内陸部の小学校でした。校庭を見ると他府県ナンバーの救急車が30台ほど集まっていました。この職員は2日半、この小学校にいましたが、出動は内陸部の病院間搬送1回だけでした。東日本大震災では、発災直後には、津波にのまれた人の全身擦過傷、低体温症、油を含んだ水を吸い込んだために生じた肺炎などが頻出しました。しかしこれらへの対応は1、2週間で終わり、3週間後頃になると、「緑と黒の災害」と呼ばれるようになっていました。緑と黒はトリアージタッグの色を意味します。緑は軽度の外傷で、黒は生命兆候がない死亡者です。緊急搬送が必要な負傷者は少なくなっていました。

　この職員が地元に戻った後、2つの質問を受けることがつらかったと言います。1つは「どんなに活躍したの」という質問でした。もう1つは「被災地はどんなだった」という質問でした。内陸部の小学校から直帰したために、沿岸部を全く見ないで帰らざるを得なかったのです。

　このように、不充分な活動に終わった職員は、つらい気持ちを胸の内に抱え込んでしまいます。こうした体験をした複数の職員が、後日、ボランティアとして被災地で活動したと聞いています。

　被災地に派遣された職員一人一人の活動は様々ですが、全体として被災住民のためになったのだと、誇りを持っていただきたいと願っています。

■コラム6

被災地における外部からの心理臨床

　東日本大震災では、多くの心理臨床家が被災地に入り、メンタルケアに取り組みました。こうした経験を踏まえて、日本臨床心理士会では「災害支援心理士」という資格を新たに設けて、2019年3月にガイドラインを発表しています（日本臨床心理士会，2019）。

　しかし、同震災の被災地の中ですべての心理臨床活動が十全に行われたわけではありません。避難所を訪れた「カウンセラー」が拒絶されたり、サイコロジカル・ファースト・エイド（Psychological First Aid）という指針の誤用も見られました（松井，2017）。本コラムでは、災害支援を行ってきた経験と災害支援に関する文献（松井，2019；高橋，2018；小澤ほか，2017；大澤，2012など）に基づいて、広域災害時に外部から支援をする場合の注意点を説明します。

事前の研修と役割分担

　表1をご覧ください。被災地における心理臨床の展開にあたっては、まず、発災前のシステム設計が必要です。システムの第1は研修です（表1①）。研修内容は、被災による外傷経験の理解、悲嘆の理解と悲嘆臨床の実習、被災地での活動方法の理解などになります。東日本大震災では外傷に関する臨床経験のない臨床家や、虐待などの長期外傷と被災による一時的外傷の違いを理解しない臨床家が被災地に入

表1　被災地における外部からの心理臨床のあり方　システム構築に関して

①研修
②被災地からの距離に応じた役割分担を
③時間を考慮した対応
④事前の情報収集と現地でのニーズ把握
⑤外部からの「こころの専門家」は不要・身体からのアプローチを
⑥ケアを受ける人の誇りを傷つけない
⑦セルフケア

り、現場で混乱を起こしました。

　被災地への介入では、被災地からの距離に応じた役割分担が必要です（表1②）。発災初期（急性期）には、被災した地域内の臨床家は、通院患者への対応も求められますが、自身の安全確保などの被災中の現実的な問題への対処が優先されます。一方、被災地外の臨床家は、被災地内の臨床活動の補助などからスタートします。こうした役割分担の意識を共有することが大切です。

　役割分担で重要なことは、臨床活動へのロジスティックスです（矢島ほか，2018）。外部から来る支援の申し出を整理し、地元臨床家にとって必要な物資を調達します。災害ボランティアに関しては、ボランティア・センターが重要な役割を果たしますが、心理臨床においても、ロジスティックスに関わるセンターが重要な役割を果たします。

　東日本大震災で宮城県臨床心理士会の会長として、様々な問い合わせを受けていた堀毛裕子氏は、被災地の現地関係者への接触前に、あらかじめ外部の関係者間で「交通整理」のようなシステムを作っておくことを提案しています（堀毛，2019）。

時間を考慮した対応

　システムの中でもう一つ重要なポイントは時間です（表1③）。

　まず、継続性のある支援を心がけてください。1週間連続して被災地に入るより、1週間に1回、7週間同じ所に入ってください。一度しか来てくれない心理臨床家に、被災者が心を打ち明けることなどできるはずがありません。同じ臨床家が継続的にかかわってくれて初めて、被災住民も安心して話をすることができます。

　次に、被災後の経過時期に合わせて対応を変えてください。たとえば、急性期には「こころのケア」は必要ではありません。急性期に重要なことは、被災者の安心安全の確保と通院患者への投薬です。阪神・淡路大震災でも東日本大震災でも、被災地に入った精神科医は、地元の病院やクリニックが再開されるまでに、その再開を待って、手元にある薬を包丁で半分に切って、服用量を減らして服用し続けた通院患者に会っています（松井，2019）。亜急性期から「こころのケア」のニーズが高まります。どのような時期にどのような組織に介入するかを、現地情報に合わせながら立案してゆきます。

　ここで一つ留意点があります。最近の心理介入では、サイコロジカル・ファースト・エイドが注目され、講習も増えてきました。これは、災害などの被災地に、急性期から亜急性期に、被災地外から心理支援をするときのガイドです（明石ほか，

2008など）。このガイドにはいくつかの版がありますが、緊急時にはとても役立ちます。しかし、このガイドは、急性期や亜急性期における外部の臨床家のための指針です。亜急性期を脱した後の支援や、被災地内の臨床家が行う指針ではありません。亜急性期には地元のニーズに合った支援の仕方に変更していってください。

　さらに、支援の撤退時期も重要です。外部介入では地元の資源（病院やクリニックなど）がどの程度再開したら、支援を縮小するかについて、現地情報と摺り合わせながら検討します。この際に支援を受けている被災者に撤退方針をきちんと伝えておくことも大切です。ずるずると支援を長引かせて、地元の病院の患者を奪って迷惑をかけたり、外部からの支援者と被災者の互いの依存性が高まりすぎないように、配慮してください。

事前と現地での情報収集

　具体的な活動に関する留意点は表１の④から⑥にあげました。

　まず、外部介入の前に、情報を収集します（表１④）。被災の様子、現地の資源の把握、わかる範囲でのニーズの把握をします。先遣隊を出し、現地で情報を収集してもよいでしょう。この際注意していただきたいのは、現地の本部が現場のニーズを把握しているわけではないことです。意外なぐらい現地情報がうまく集まっていない本部が多くありました。

　さらに、可能であれば、被災地の地元文化を学習してください。とくに被災者の宗教観は、悲嘆臨床に強く影響します。

　実際に現地に入った後も、被災者がどのようなニーズを持っているかを把握してください。被災当初は、心理的なニーズより、物質的なニーズが優先されます。「自分は心理の専門家だから」と気取らずに、物質的な面での支援も積極的に行ってください。

外部からの「こころの専門家」はしばらく不要

　皮肉な言い方に聞こえるかも知れませんが、被災当初の被災地では、「こころの専門家」は必要ありません（表１⑤）。上記のように投薬は必須ですし、地元で心理臨床をしている方は診療を継続してゆきます。しかし、外部から入った「こころの専門家」は被災者には、あまり歓迎されませんでした。歓迎されたのは、鍼、足湯、リンパマッサージなどの身体のケアの専門家でした。心理臨床の中では、臨床動作法などの身体のケアから入る技法が喜ばれました。精神科医も精神科を強調するより、身体の健康診断から入った方がクライエントの受診抵抗が少なかったと聞

いています。

したがって、ご自身の得意な臨床技法にこだわる方は、被災地臨床には向きません。被災者のニーズに合った技法を柔軟に使っていってください。たとえば、認知行動療法の専門家が、被災地で幼児に絵本を読み聞かせてもいいのです。

惨事ストレスの先駆的な研究者である大澤（2012）は、外部から被災地に入る臨床家は、「なぜこの支援活動に加わりたいと思っているのか」という自覚を持ち、「今、家族や職場に問題はないか」と冷静に自分の状況を振り返ることを勧めています。さらに、「自分は肉体的、精神的に耐えられる状態にあるのか」という臨床家自身の振り返りと、「この被災地で活動するにあたり、物理的・精神的に安全だと感じられるのか」という被災地の状況把握も勧めています。

ケアされる人の誇りを傷つけない

被災地の臨床で心がけて欲しいのは、臨床を受ける被災者の誇りを傷つけないことです（表1⑥）。自然災害でも人為災害でも、自分から進んで被災者・被害者になった人はいません。多くの人は、心身ともにほぼ健康な状態で、突然被災します。その状態で支援を受ける（受援と言います）ことは、それだけでも誇りが傷つけられます。たとえば被災すると、多くの救援物資をもらい、ボランティアの助けを得ます。このように受援されれば、受援された人は感謝し、礼を言います。ふだんであれば、お返しすることもできますが、被災中はそれもできません。ずっと頭を下げ、礼を言い続けることが、どんなに被災者の自尊心を傷つけるかは、心理臨床家であればご理解いただけるでしょう（堀毛，2019）。

なお、心理的介入の倫理に関しては、小澤ほか（2017）が丁寧に解説しています。

セルフケアを

被災地での心理臨床で留意すべきポイントの最後は、セルフケアです（表1⑦）。セルフケアについては、長峯（2018）が重視すべき点をあげています。まず、「適切な限界設定」です。つまり無理をしないことです。心理臨床の専門家でも被災地の現状を見たり、つらい体験を聞くと、覚醒亢進状態になります。だから無理をしないことが重要なのです。長峯は「被支援者とある程度の距離を保ち、過度の感情移入をしない」ことも強調します。共感しすぎてしまい、自他の距離がとれなくなることがあるためです。

さらに、長峯は「任務の意義や誇りを支援者自らが強く認識すること」を指摘します。「自分たちは、支援するためにここ（被災地）に来たのだ」という使命感が

154

ぶれないことです。そして、あまりにつらくなったら、「適切な援助希求」をすることを勧めています。心理臨床家自身が受診したり、監督分析（スーパーヴィジョン）を受けて欲しいと願います。

　私自身は、これに加えて、毎晩のミーティングを行うことを強く勧めています。藤原（2018）から引用します。

事例コラム1

（被災地に入った）チームでは毎日の活動終了後に、メンバー全員で車座に座り、1日の活動について振り返り、チーム内での情報共有を図るとともに相互のつながりを確認した。

　ミーティングでは話しやすい雰囲気作りに努め、活動内容、体調、困りごと、意見具申などについて相互に話し合えるようにした。

　このミーティングは、私たちが東日本大震災の被災地介入で行っていたものとほぼ同じでした。他の心理臨床グループでも、自然に行っていたと聞いています。こうしたミーティングは被災者やマスコミに知られない場所で行ってください。

　お気づきでしょうか。このミーティングは、消防で行っている1次ミーティングと類似しています。一部の研究者から批判されているグループ・ミーティング（コラム4）ですが、被災地に入った心理臨床家は自然にグループ・ミーティングを行っているというのも、不思議なことです。

　先に紹介した大澤（2012）は、被災地から帰った臨床家に、しばらくの間、緊張（覚醒亢進状態）が続くことを自覚し、快眠、快食、快便を目指し、快く送り出してくれた家族をねぎらい、同僚に感謝し、自分の体験を分かち合える場所を見つけることを勧めています。

（松井　豊）

第7章　様々な職種の惨事ストレス

　本書では、消防職員を主な例として、惨事ストレスを説明してきましたが、本章では看護職員と一般公務員の惨事ストレスについて、職種に特徴的な部分を説明します。また、コラムでは各職種に関する研究やケアを展開している各執筆者が、保育者（コラム7）、ジャーナリスト（コラム8）、警察官（コラム9）、陸上自衛隊（コラム10）の惨事ストレスを説明します。

第1節　看護職員の惨事ストレス

　看護職員の惨事ストレスは、一般業務における惨事ストレスと広域災害時の惨事ストレスに分けて捉えられます。一般業務における惨事ストレスの主なストレッサーを表7−1にまとめました。この表は他の職種のストレッサー（表2−1）と重複する部分があるので、看護職員に特有のストレッサーに○を付けました。以下○印の部分を説明します。

看護職員特有のストレッサー

　救援対象の特徴の中では、思い入れのある（コミットしている）患者の病状悪化や死去がストレスになります（表7−1④）。幼い患者や家族とイメージが重なる患者、長く入院していて親しくなった患者には思い入れを感じや

表7-1　看護職員の主なストレッサー

救援対象の特徴
　①家族を想起させる死傷。とくに、子どもの死
　②不条理な事由による事故、事件の被害者
　③損傷の激しい遺体や重傷者
○④被災者や患者との知己・コミットしている患者
接触状況
○⑤悲惨な現場・混乱し緊張する現場・トリアージ
○⑥自身の受傷や死亡の危険性が高い現場・被暴力
　⑦救援中の情報不足、未知の不安や恐怖
○⑧看護を断念したか・死亡に至ったケース・自責のタネ
　⑨同僚の受傷・死亡（殉職）
○⑩医療過誤が潜むケース
　⑪関係者の強い情動にさらされた場合
○⑫家族との役割葛藤
活動後の状況
　⑬マスメディアが注目する場合
　⑭周囲の批判を浴びた場合

すく、死去などによる衝撃が大きくなります。

　ストレスが高くなる接触状況としてはトリアージが必要な現場（同⑤）が
あります。トリアージは、傷病者をその程度（緊急度、重症度）によりクラ
ス分けする作業です（山﨑，2009）。災害時には大量の傷病者が病院に運び
込まれ、大規模なトリアージが行われます。病院内が混乱し、受け入れた医
療関係者が強いプレッシャーを感じることがあります。2005年4月25日に発
生したJR福知山線の脱線事故では、多数の負傷者を受け入れた病院の看護
職員が心的外傷後ストレス障害に罹患し、労働災害認定の訴訟を起こした
ケースがありました（朝日新聞2008年11月14日朝刊）。

　看護職員は様々な形で暴力を受けることがあります（同⑥）（三木，2008）。
意識が混迷した患者さんや、妄想状態にある患者さんからの暴力だけでなく、
外科手術中の医師から木製のゲタで蹴られたという人もいました。こうした

暴力も強いストレスを残します。

　看護や治療を断念したケース（同⑧）や医療過誤が潜むケース（⑩）では、自責感が残り、ストレスが遷延化しやすくなります。家族との役割葛藤（⑫）は被災病院で起こりやすくなります。

被災看護職員が感じる不安

　被災した病院の看護職員の研究は、海外では1970年代から見られ、国内では阪神・淡路大震災の被災体験記（南, 1995など）が始まりです（松井, 2014）。広域災害で被災した看護職員の主なストレッサーを表7−2にまとめました。

　個人的被災によって、身の安全に不安を感じます（表7−2①）。

事例7−1

　東日本大震災では、病院内で、津波の襲来を予想して互いの腕にマジックで氏名などを書いた看護職員がいました。私（著者）は、自分たちが遺体として発見されたときに、身元がすぐわかるようにと書いたのだと思っていま

　表7-2　被災看護職員のストレッサー

---

①個人的被災
　　被災による危険・余震の不安・避難生活の不便
　　家族の安否確認の欲求
　　役割葛藤
②制限された資源での非日常的勤務
　　不慣れな医療活動
　　活動資源の制限
　　連続勤務による疲労の蓄積
　　患者の被災反応（怒り・悲しみなど）
③患者の前で弱音を吐けない
④職場内の人間関係の悪化
⑤管理職のストレス

松井（2014）に基づき、一部修正した。

した。しかし、後日ご本人からこう聞きました。「私たち（看護職員）がこの病院に最後までいたことを、（自分の遺体を見つけた人に）わかってもらいたいと願って書きました」と。

　危険な状況においても、強い使命感を持ち続けている職員がいました。
　被災直後だけでなく、余震による不安が続き、避難生活の不便も続きます。勤務中に被災した場合には、家族の安否を確認したいという強い欲求が生じます。広域災害では、電話などの通信手段が途絶しやすく、職場を離れて家に戻ることもできません。こうした場合には、勤務中の看護職員の代わりに、職員の家族の安否を確認しに、他の職員を派遣するという対策も必要です。

職員の役割と家族の役割

　看護職員には女性が多く、家族を家において出勤することにつらさを感じた職員が多くいました。看護職員としての役割と、家族の一員としての役割とがぶつかり合い、どちらを優先するか悩む現象は、役割葛藤と呼ばれます。役割葛藤は、とくに幼いお子さんをお持ちの方に強く表れていました。

事例7-2

　東日本大震災の被災地に勤務するある看護師さんの話です。「自分の子どもを暖房のない部屋に残して出勤し、子どもと同じぐらいの歳の患者さんの看護をしていると、自分のしていることに悩んでしまいました」（松井,
2014）

　こうした中で、患者を守る行動をとり、勤務を続けた職員が多くいました。しかし、被災地では、資源が制限されており、非日常的な勤務が続きます（表7-2②）。たとえば内科病棟勤務の職員でも、救急外来のような対応が求められます。医薬品は不足し、被災や停電によって医療機器が使えないなどの、活動資源の制限も続きます。連続勤務による疲労の蓄積も見られました。ま

た、患者の怒りや悲しみに接し、共感性疲労を体験した人もいました。共感性疲労とは、人のつらい体験話を聞いたり、読んで知ったりして、強い同情や共感を持ったために、心身が疲労してしまう現象を意味します。

　強い使命感を持つ職員ほど、患者の前で弱音を吐けないと感じます（同③）。職場に怒りが蔓延して、人間関係が悪化したり（同④）、管理職特有のストレス（同⑤）が見られたりする現象は、他の職種と同様です。

看護職員は強い惨事ストレスを示しやすい

　看護職員や他の職種の人の、東日本大震災後のIES-R-Jのハイリスク率を、表7-3に示します（松井，2019b）。IES-R-Jは外傷性ストレス反応を測定していますので、ハイリスク率が高い職種ほど、被災による惨事ストレスが残ってることを意味します。調査時期は震災2カ月後から2年半後までに広

表7-3　東日本大震災後の各職種のIES-R-Jのハイリスク率

職種	被災状況	調査時期	リスク率(%)
報道関係者	被災地内	12年2〜3月	22.4
	被災地外	12年6〜8月	12.7
看護	宮城・岩手	11年8〜9月	33.7
	福島	12年10月	38.4
消防	応援派遣	11年6〜7月	5.1
	応援派遣	12年9〜10月	3.6
	被災地	12年9〜10月	15.4
南関東住民	被災地外	11年9月	13.0
	被災地外	12年3月	14.0
公務員	宮城	12年8月	26.8
	宮城	13年8月	21.1
一般企業	被災地	12年8月	20.7

（松井，2019b）

第7章　様々な職種の惨事ストレス　*161*

がっていますが、職種ごとの比率はそれほど変化していません。比率の違いの一つは、被災地内（表では「宮城・岩手」などの表記も含む）か被災地外による差です。被災地内はその職種も高率ですが、被災地外は低めです。

　さらに、職種による違いも目立ちます。被災地内に限定すると、消防は15％台で低めです。報道関係者、一般企業、公務員は2割台ですが、看護は3割を超えています。看護職員が高率であるのは、女性が多いことや医療従事者であるために精神症状に鋭敏であることが原因と考えられます。

　看護職員が、これだけ惨事ストレスを抱え続けているという事実から見れば、看護職員への惨事ストレス対策が必須と考えられます。また、福島県の看護職員は、被災後1年半たった時点でも、4割近い（38％）ハイリスク率を示しています。原子力発電所の事故がどれほど残酷な災害であるかが、わかります。

第2節　一般公務員の惨事ストレス

　これまでは、市町村役場の一般公務員の惨事ストレスに関しては、あまり関心が向けられていませんでした。しかし、東日本大震災で公務員のストレスを問題と捉え、対策の必要性を訴える声が多くあがりました。たとえば、香山リカ氏は震災1年半後に、公務員が極度のストレス状態にあると警鐘を鳴らしています（香山, 2012）。公務員の惨事ストレスに関する研究史やデー

表7-4　被災した公務員の主なストレッサー

①自身や家族の被災
②役割葛藤
③遺体にかかわる業務
④住民への共感
⑤住民からの怒り
⑥延々と続く多忙な業務

桑原ほか（2015）を参考にした。

タの紹介は松井（2016）などに譲り、本節では事例を中心に説明していきます。被災した公務員の主なストレッサーを、表7-4にあげました。

公僕意識の強さ

東日本大震災の被災公務員を支援した香山（2012）から、公務員の体験談を紹介します。

事例7-3

「実は私の所の家族も行方不明になったんです。でも避難所で寝泊まりしろ、と指示が出て。本当は早く（遺体）安置所回りをして見つけてやりたかった」（香山，2012より）

事例7-4

「役場のテレビで自宅が津波に流される映像を見た。あ、オレんちだと思ったけれど。住民や部下のことを考えたら、帰るわけにはいかなかった」（香山，2012）

これらの発言は、自身や家族の被災（表7-4①）と、前節で説明した役割葛藤（同②）にあたります。ただし、公務員の場合には、役割葛藤に公僕意識が絡みます。「自分たちは公僕なので、住民の福利を優先しなければならない」という気持ちです。公僕意識が家族を優先したいという気持ちを抑えつけます。しかし、被災直後に公務を優先したことが、後日、家族への罪責感を生んだケースもありました。

厳しい遺体関連業務

表7-4③の遺体処理は、公務員にとって重いストレッサーになりました。

事例7-5

　自分はふだんは役場で財務を担当しているのですが、遺体安置所の受付の手が足りないというので、安置所になっている体育館に行きました。受付なら大丈夫だと思ったんです。当初は受付だけでしたが、身内を探しに来ている人が体育館の入り口にいて、中に入れないのを見て、一緒に入りました。すごかったです。最初の2、3日は吐き気が止まりませんでした。

　津波にさらわれた水死体は、変形が激しいそうです。消防や警察の職員であれば、業務上で遺体に接する機会もありますが、一般公務員にはその経験はほとんどありません。きわめて厳しい状況で、慣れない業務に就いたため、遺体関連業務に携わった公務員は、重いストレスを感じました。そのストレスは長く残りました。遺体安置所で作業をした公務員の方の手記です。

事例7-6

　私自身も、震災2カ月後に行方不明の妹が見つかりましたが、何の感情も湧いてきませんでした。やはりそのときには精神的におかしくなっていたのだと思います。夜も遺体が脳裏に浮かび寝付けず、うつらうつらして、朝4時には目覚める日が続きました。遺体に対しての、怖いとか気持ち悪いとかという感覚はなく、悲しみの心を麻痺させるしか、職責に堪えるすべがなかったのだと思います。発災から10月までの間、土日関係なく1日の休養もなく、気力だけで頑張って従事しました。その最中に血圧を測定したら、196-120でした。（自治労連・岩手自治労連，2014）

　遺体と接する際の注意点は、重村淳氏が「日本DMORT研究会　災害支援者メンタルヘルス・マニュアル」にまとめられており、ネット上で入手可能です。遺体にかかわる業務を下命された方は、業務に就く前に必ず読んでください。

被災住民への共感

被災した住民に共感することがストレスになることも、明らかになっています（表7-4④）。新聞記者が市役所の窓口で見た光景です。

事例7-7

市役所での取材中、戸籍の窓口を訪れた年老いた女性が涙を流しながら、女性職員に何かを訴えかけていた。その間、職員はカウンターに置かれた女性の手を握りしめ、少し目を赤くして耳を傾けていた。（読売新聞社, 2011）

被災した公務員が住民と深い情緒的交流をすると、住民に共感して2次的なストレスを受けてしまいます。公務員自身の被災経験を振り返る機会にもなり、よりいっそうつらく感じてしまいます。

住民からの怒り

しかし、公務員特有の強いストレッサーは、住民からの怒りでした（表7-4⑤）。事例で紹介しましょう。被災地で精神科医が聞いた、住民が公務員に放った言葉です。

事例7-8

「（避難所には）にぎりめしや菓子パンばかりだ。野菜を持ってこい」「温かい食事を用意しろ」「避難所で隣の人のいびきがひどくて、眠れない」（中略）「また避難所を移らなければならないのか？ その理由を丁寧に説明しろ。若造の指図は受けない。市長を出せ」「おまえらの給料は私たちの税金から出ていることを忘れるな。休憩している暇があったら、働け」。これらはある災害時に被災者からその市の職員に向けられた言葉のごく一部である。活字に書き出すと、その雰囲気が充分に伝わらないかも知れないが、被災者の言葉は怒気に満ち、職員を罵倒するように響いた。（高橋, 2018）

第7章　様々な職種の惨事ストレス　*165*

住民の怒りは、叱責や罵声の形で公務員に向けられました。その内容は、自治体の対応の悪さに関する内容が多かったのですが、自治体の長には会えないので、役所の窓口に立つ職員に向けられました。物資の不足も怒りを生んでいます。次の事例7-9は公務員の父をもつ息子さんの手記です。

事例7-9
　震災から2週間ほどたつと、（中略）役場で働いている職員への苦情も出てきました。「自分たちの手元には食料があるかも知れないが、避難所や各家には支給品が行き届いていない」と……。朝から外部への応答に追われ、支給品を仕分けし、自分たちは1日1食でほとんど寝ずに、家族とも離れ離れで働いている父の姿が思い浮かび……。（金菱，2012）

　私の見聞の範囲では、公務員が物資を優先的にとったという話は一度も聞いていません。むしろ、下記の事例のように、多くの職員は物資不足に耐え続けました。

事例7-10
　支援物資が来ると、まずは住民優先ですからね。市庁舎に寝泊まりしている職員は、賞味期限の切れたパンやおにぎりを、それも1日1個だけという日が続いた。（香山，2012）

　これらの住民からの怒りがどれほど多く見られたかは、私どものデータでも確認できます。
　図7-1は、宮城県の自治体職員を対象にした調査で、住民から「非難されたり、怒鳴られた経験」の頻度を尋ねた結果です（松井，2016）。図からわかるように、こうした経験がなかったのは14%だけで、8割以上の公務員は住民から怒りをぶつけられていました。
　この怒りがどれほど強いかは、被災1年後に被災した市の市長が、市役所

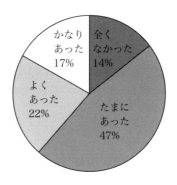

図7-1　被災した公務員が住民から「非難されたり、怒鳴られた経験」

(松井, 2016)

の窓口に貼った張り紙でわかっていただけるかと思います。「職員を恫喝する住民は、警察に通報します。××市市長」と。

延々と続く業務多忙

　他職種と異なる公務員特有のストレッサーのもう一つが、業務多忙が長く続くことです（表7-4⑥）。広域災害が発生すると、罹災証明の発行から、避難所運営の補助、住民の避難状況の把握、被災した地域の土木作業、仮設住宅の建設など、多くの業務が発生します。他職種と異なるのは、こうした業務が長期間にわたり続くことです。復旧作業が終われば、復興計画を立案し、仮設住宅やみなし仮設住宅への転居の実施と、被災地の公務員の仕事は延々と続きます。消防職員や警察職員の多忙期は遺体捜索を除けば、数カ月で終わりますが、公務員の多忙さは年の単位で続きます。次第に疲弊してくる職員も出てくるため、離職も多くなります。

　こうした事態を防ぐためには、第6章第1節で紹介した職務の負担を考慮したケアや休暇の付与、時には配置転換や異動が必要になります。職員に組織の長が見通しや展望を与えることも、有効です。いつになったらこの仕事に区切りがつくかという希望が、職員の意欲を高めます。

誇りを支える

　東日本大震災における公務員のストレスを被災地で見た前田潤氏は、公務員を対象にした雑誌に論文を執筆し、その中でこう書いています。

「被災して生き残った職員も住民もまた、それぞれに『奇跡の一本松』である」（前田，2011）

　この文章の趣旨を前田氏に確認しました。前田氏は公務員がつらい現場の中で住民からの罵声を受けてもがんばっている姿を見ました。その職員たちにこのような趣旨を伝えたかったそうです。職員の皆さんは被災地の公務員となって、「運が悪い」と感じているかも知れません。しかし、皆さんが神を信じていれば神が、運命を信じていれば運命が、あなたを選んでここで働いてもらっているのです、と。

　現在私は、この言葉を少し意味を広げて使っています。「ともすれば逃げ出したくなるような被災地の中で、公務員であるあなたは逃げずに、住民を支え続けている。そのこと自体が、奇跡のようなことなのです」と。

　公務員に限らず、惨事ストレスを受けた様々な職種の人を支えるときに、私が一番大切にしていることは、その人の「誇りを支える」ことです。被災した公務員は、どんなにつらい状況にあっても、惨事ストレスに耐え、住民を守り続けていることに、誇りを持っていただきたいと願っています。

■コラム7

保育者の惨事ストレス

　保育者（保育士、幼稚園教諭等）の惨事ストレスについて、災害時の保育者の役割について考えることから始めていきたいと思います。保育現場は、保護者から大切な子どもを預かり、育ちを支えていく重要な役割を担っています。災害時には、まず子どもの命と安全を守ることが大切な任務となります。当然ながら、災害時は想定外の事態が多く起こります。事前に想定していたマニュアルのようなものがあったとしても、臨機応変な判断と対応が求められます。保育者一人一人が状況に応じて判断をし、子どもの命と安全を守るのです。ときには、難しい判断を求められることもあるでしょう。

　発災後、とくに保育所では、早期再開により保護者が自宅や職場を復旧する作業を後方支援する役割を担う部分ももっています。子どもの安全を預かり、保護者の災害後復旧も支援するのです。可能な範囲で、地域の避難所となることや、支援物資の地域の人への分配なども行われることがあります。

　保育再開後には、続く余震への対応や、より実際的な避難の想定、さらには災害体験によって不安や恐れをもつ子どもたちの不安への対応も必要となります。実際に筆者が実施した調査から、東日本大震災、福島第一原子力発電所事故（以下、福島原発事故）後、幼稚園教諭が子どもたちの安全、安心・安定、発達、そして保護者の安心を守るために、様々な工夫や配慮、取り組みに尽力していたことがわかっています（佐々木, 2015）。発災後約9カ月時点で、地震と放射線の複合災害となった福島県中通り地方A市の私立幼稚園教諭を対象として調査を実施し、東日本大震災以後の保育の工夫と配慮についての自由記述回答を得ました。自由記述の分析（類似内容によるカテゴリー・サブカテゴリー化）から7つの大カテゴリーを抽出し、大カテゴリーの関係性について示しています（図1）。地震・放射線災害下で、保育者の協働と普段通りの保育を維持することを基盤として、園児の安全、安心・安定、発達、保護者の安心を守る4つの機能が相互に連関して働くことを示しました。災害時において、保育者は互いに連携・協力しながら現場の機能を早期に復旧し、子どもと保護者を支えていくのです。

　一方で、保育者自身も災害時対応のなかで大きなストレスを体験します。たとえ

ば地震災害では、次の余震時に子どもたちを確実に守ること、子どもたちを避難さ
せるための段取り、持ち出すものの想定・準備、余震に備えた保育環境の安全対策、
および避難経路の確保など、不安や緊張が持続した状況下での保育となります。福
島原発事故後には、放射線問題への対応によって、子どもたちの口に入るものへの
十分な配慮、保護者との意思疎通、室内中心の保育展開の工夫など、保育者自身も
経験がないような日々の保育のなかで保育者に大きな負荷がかかりました。

　保育者は被災の当事者でもあります。自宅が被災し、個人的生活の復旧を抱えな
がら勤務を続ける場合もあります。福島原発事故後には、一生活者として、保護者
や子どもたちと同様に放射線の問題に向き合うこととなりました。

　保育者は、親と子どもの支援者支援の観点からも、被災当事者の支援の観点から
も、災害時支援の重要な対象となるのです。そこで、災害に備えた、あるいは災害
時における保育者への有効な支援について考えてみたいと思います。

　1つめの観点としては、災害時保育も日々の保育の延長線上にあることから、保
育者の専門性を着実に高めていくことの重要性です。東日本大震災、福島原発事故
後の調査では、保育者としての自信や効力感、すなわち保育者効力感が地震・放射
線災害下の保育負荷に対して抑制的に作用し、精神的健康の低下に対する抑制要因
となったことが示されています（佐々木，2019）。保育者としての効力感が災害
時レジリエンスの基盤となることが考えられるのです。日々の保育の営み、保育者
としての経験の積み重ねが、いざというときの大きな備えとなることを私たちの心
に留めておきたいものです。

　2つめとして、管理職の支援に着目したいと思います。災害時において、管理職
は保育現場で様々な判断を担うキーパーソンとなります。管理職を支えていくこと
は、保育現場全体に波及する重要な支援となります。災害時には、管理職自身もと
きに判断に迷い、不安になることもあるでしょう。たとえば福島原発事故後には、
水や食材など子どもたちの口に入れるものをはじめとして、室内保育中心のなかで
の子どもたちの活動や遊び、保護者の不安や思いへの対応、外遊びの制限と緩和を
めぐる判断など、管理職自身も自らの経験からは判断のつかないことが多く生じま
した。そのようななかで、園を超えて管理職同士が情報交換をし、お互いに支え合
いながら保育を進めていたことがわかっています。つまり、災害時において、管理
職同士のピアサポートともいえる支援の関係性が有効に機能するのです。災害前か
らの関係性が危機的状況下で生かされることもあるでしょうし、あるいは他地域の

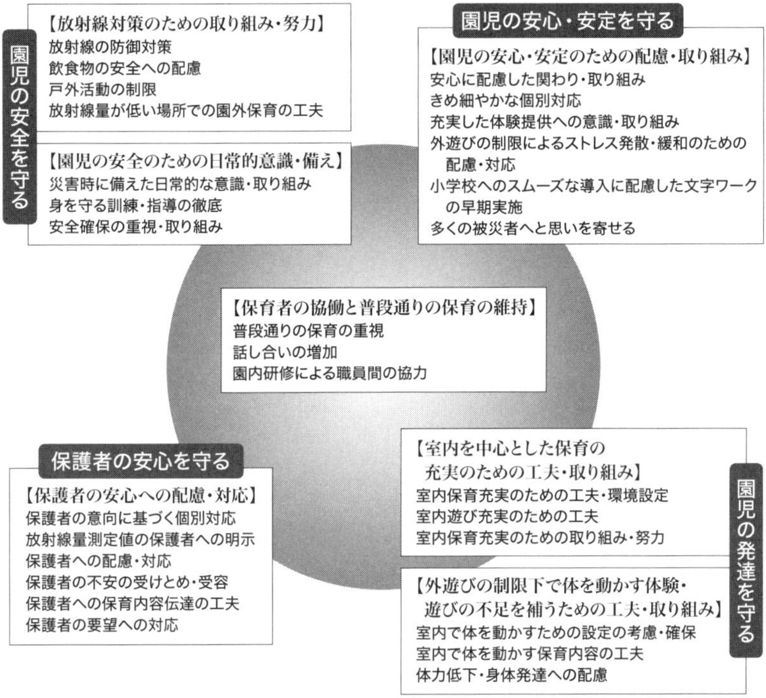

園児の安全を守る

【放射線対策のための取り組み・努力】
放射線の防御対策
飲食物の安全への配慮
戸外活動の制限
放射線量が低い場所での園外保育の工夫

【園児の安全のための日常的意識・備え】
災害時に備えた日常的な意識・取り組み
身を守る訓練・指導の徹底
安全確保の重視・取り組み

園児の安心・安定を守る

【園児の安心・安定のための配慮・取り組み】
安心に配慮した関わり・取り組み
きめ細やかな個別対応
充実した体験提供への意識・取り組み
外遊びの制限によるストレス発散・緩和のための
　配慮・対応
小学校へのスムーズな導入に配慮した文字ワーク
　の早期実施
多くの被災者へと思いを寄せる

【保育者の協働と普段通りの保育の維持】
普段通りの保育の重視
話し合いの増加
園内研修による職員間の協力

保護者の安心を守る

【保護者の安心への配慮・対応】
保護者の意向に基づく個別対応
放射線量測定値の保護者への明示
保護者への配慮・対応
保護者の不安の受けとめ・受容
保護者への保育内容伝達の工夫
保護者の要望への対応

園児の発達を守る

【室内を中心とした保育の
　充実のための工夫・取り組み】
室内保育充実のための工夫・環境設定
室内遊び充実のための工夫
室内保育充実のための取り組み・努力

【外遊びの制限下で体を動かす体験・
　遊びの不足を補うための工夫・取り組み】
室内で体を動かすための設定の考慮・確保
室内で体を動かす保育内容の工夫
体力低下・身体発達への配慮

図1　東日本大震災以後に幼稚園教諭が実施した保育の工夫と配慮

□ 内の【 】は大カテゴリー、ゴシックは中カテゴリー。

佐々木（2015）による図を一部改変。

保育管理職者や、とくに以前に災害を経験した保育管理職者が「はじめまして」の状況から声かけをすることも十分に考えられます。

　私たちのチームでは、災害に備えて、あるいは災害時に保育者が手元で参照することができるように、リーフレット「保育士・幼稚園教諭や管理職の心のケア～災害への備えと対応～」（災害救援者のピアサポートコミュニティの構築プロジェクト〔代表 松井豊〕・保育チーム〔編〕）＊ を作成しました。災害時の子どもや保護者とのかかわり、保育者自身のケア、災害への備えと対応（簡易チェック）、さらに保育者間のピアサポートによる支え合いとポイントについて、保育者の先生方の支援となることを意図して、まとめています。

　災害は、いつ、どこの地域で起こるかわかりません。ただ、これまでの経験が着実に経験知となって積み上がってきていることも確かです。発災後には、保育者は子どもと保護者の支援者として懸命に保育を進めていきます。一方で、保育者自身も園内外での他者とのつながりや一息つく時間を効果的にもつことなど、保育者自身のケアも重要な災害時支援となるのです。

（埼玉学園大学人間学部心理学科准教授　佐々木　美恵）

＊（国立研究開発法人）科学技術振興機構戦略的創造研究推進事業（社会技術研究開発）による研究成果の一部である「災害救援者のピアサポートコミュニティの構築」筑波大学松井プロジェクト（代表松井豊）の一部として作成された。

（http://www.human.tsukuba.ac.jp/peersupport/wp/wp-content/uploads/2017/11/保 育 士・幼稚園教諭や管理職の心のケア.pdf）

■コラム8

ジャーナリストの惨事ストレス

はじめに

　災害救援者の惨事ストレスに関して、惨事の取材や報道に職業上かかわる人たち（以下「ジャーナリスト」と呼びます）が話題になることは、一般的とは言えません。端的に言えば、ジャーナリストは被災されている方々にとって、直接の「救援者」ではないからです。それどころか、災害時の心理的支援に関する『サイコロジカル・ファーストエイド実施の手引き』（アメリカ国立子どもトラウマティックストレス・ネットワーク、アメリカ国立PTSDセンター，2006、兵庫県こころのケアセンター訳 2011）には、「記者やその他のマスコミ」から被災者は保護されるべきであると書かれています。そこでは、被災者はトラウマ的な出来事やそれを思い出させる事柄と不用意に接することなくプライバシーが守られる必要があり、そのために報道あるいはメディアとの接触について注意すべきことが指摘されています。

ジャーナリスト自身の惨事ストレス経験

　しかし、すべての職業人がそうであるように、ジャーナリスト自身もその職務に応じたストレスを経験したり、燃え尽きなどの心理的な症状に苦しんだりすることがあります（レビューとして、たとえばAoki et al., 2013；MacDonald et al., 2016；Monteiro et al., 2016）。そしてその仕事が、災害や事故、殺人事件などのように、悲惨な出来事、外傷的なストレス経験をもたらすようなものにかかわる場合、ジャーナリストもやはり例外ではなく、惨事ストレスを経験すると言えます。

　1990年代後半から、海外では「ジャーナリストの惨事ストレス」に関する研究報告がなされるようになっていました（Czech, 2004；なお、海外の場合、惨事ストレスをもたらす原因として、事故や災害とともにテロや戦争がしばしば取り上げられます）。2000年代半ば以降、日本のジャーナリストに対する調査も行われ、Hatanaka et al.,（2010）や報道人ストレス研究会（2011）は、東日本大震災以前の2006年と2008年に実施された複数の放送局および新聞社における取材・報道業務担当経験者への調査結果を報告しています。それらによれば、8割以上の調査対象者が何らかの精神的に衝撃を受けた取材経験があると回答しており、とくに新聞社の非管理職者（N=219）のうち12.3％が、改訂出来事インパクト尺度

(IES-R) においてPTSDの疑いがあると判定される24/25点を上回っていました。この数字は調査が実施される以前に報告されていた消防職員における数値（消防職員の現場活動に係るストレス対策研究会，2003など）とほぼ同水準と言えるものであり、取材・報道関係者における惨事ストレスの存在を表すものと言えます。

東日本大震災にかかわるジャーナリストの惨事ストレス

2011年3月11日に発生した東日本大震災によって、消防職員、自衛隊、自治体関係者など、様々な職種あるいは立場の人が惨事ストレスを経験しました。ジャーナリストも例外ではなく、報道人ストレス研究会による被災5県の地元新聞社における取材・報道経験者に対する調査（震災後約1年経過時点、有効回答者120名、回答率44.4%）では、IES-Rで24/25点以上であった人は、回答者全体の22.4%も見られました（福岡ほか，2013）。災害の発生した地域を日常の取材エリアに含む地元マスメディアの方々は、しばしば自らも被災しつつ、被災地の現状と被災者のニーズを視聴者の方に届けるという社会的使命を担わなくてはなりません。東日本大震災では、その被害の甚大さゆえに、多数の行方不明者とそのご家族を含む被災者・被害者、そして被災地との密接なかかわりが、ジャーナリストにとっても大きな心理的負担をもたらす結果になったと考えられます（福岡，2013）。

ジャーナリストの惨事ストレスに対する視点

ジャーナリストの惨事ストレスについては、3つの視点から考えることができます（福岡／報道人ストレス研究会，2013）。

最初に述べたように、ジャーナリストは時として、被災者・被害者に対し、その職務によって「加害者的」な影響を与えることになる場合があります。メディアスクラムあるいは報道被害といった言葉は、今でも時折話題になっています。言うまでもなく、これは被災者、被害者および他の災害救援者とのかかわりの中で、充分に注意しなくてはならない事柄です。

しかし一方で、起こっている事柄について多くの人に情報を届けるというマスメディアの活動は、被災や被害の現状をいかに改善するかという点で、社会的な意味をもちます。たとえば、災害現場には多くのボランティアが訪れるようになりましたが、何がどのように起こっているかを正確に伝えることが、そのような活動にとっても不可欠です。また、このことはとくに長期的な視点に立ったとき、いっそう重要になるでしょう。災害や事故など悲惨な出来事はしばしば理不尽なものであり、人々の自己や世界に対する感覚を脅かします（Janoff-Bulman, 1992）。そ

の中にあって、「見捨てられてはいない」「人々が手をさしのべてくれる」「人と人とのつながりを改めて感じる」ことを通して、被災者や被害者が秩序や正義の感覚を取り戻せるかどうかという点で、ジャーナリストの継続的な取材・報道には意義があると考えられます。

そして、職業人としてのジャーナリストを考えたとき、悲惨な出来事にかかわること、直接目にするだけでなく、その関係者と何度も接することにより、ジャーナリスト自身も心理的な影響を受けるといえます。その一部に、惨事ストレスも含まれます。個々のジャーナリストのみならず、新聞社や放送局などジャーナリストの所属する組織が、惨事ストレスの問題を自らのものとしてとらえることが求められます。さらに、ジャーナリストが惨事ストレスの問題を理解することは、被災者・被害者をいたずらに傷つけることをできる限り避けられるような適切な取材・報道を行うことにもつながり、結果としてジャーナリストの社会的な使命の実現にも資するものと考えられます。

おわりに

ジャーナリストの惨事ストレスに関する国際的な組織として、ダートセンター（Dart Center for Journalism and Trauma；http://dartcenter.org/）があります。1990年代に誕生し、現在はコロンビア大学ジャーナリズム大学院のプロジェクトとして存在するダートセンターは、事故や災害などの悲惨な出来事に対する取材・報道上の倫理的問題と、ジャーナリスト自身の惨事ストレスの両方をカバーしています。日本には現時点でそのような組織はありませんが、海外では引き続き、ジャーナリストの惨事ストレスを扱った研究報告が、惨事ストレス教育に関するものも含めて行われています（たとえばDworznik & Garvey, 2019; Smith et al., 2018）。ジャーナリストの惨事ストレスに対する関心と理解そして対策が、今よりもいっそう進んでいくことが望まれます。

（川崎医療福祉大学医療福祉学部臨床心理学科教授　福岡　欣治）

■コラム9

警察における惨事ストレス対策

　災害時の救援活動は警察の重要な業務の一つです。近年の日本では、2011年の東日本大震災を始め多数の犠牲者を出す災害が続いて発生しており、警察は発災直後から危険な状況で救援活動を行いますが、時に殉職者が出る場合もあります。警察官の救援活動は避難誘導、被災者の救助、行方不明者の捜索、犠牲者の検視、遺族支援、被災地のパトロール等の多岐にわたります（警察庁，2012）。さらに、被災地内の警察官は自身が被災者の立場の場合もあり、外傷体験への暴露の機会が多く、心理的回復に必要とされる安全である感覚を持ちづらい状況にあります（藤代，2013）。したがって、警察官は様々な外傷体験に暴露しながら長期間にわたり被災地で活動することが特徴的と言えます。

　日本の警察における本格的な惨事ストレス対策は東日本大震災後に始まりました（藤代，2013）。東日本大震災以前は各都道府県警察の健康管理部門の保健師を中心に災害救援に従事した警察官のケアが行われていましたが、東日本大震災の被災県警察は部内外の臨床心理士等の協力を得て惨事ストレス対策として、惨事ストレスのハイリスク者のスクリーニング及びカウンセリング、職員への教育などを実施しました。東日本大震災後の1年後の2012年には臨床心理士が警察庁に出向し、全国警察における組織的な惨事ストレス対策を推進することとなりました。警察庁は組織的な惨事ストレス対策を推進することとし、東日本大震災の被災地内の警察官の惨事ストレスに関する調査結果に基づく惨事ストレス対策マニュアルを作成、発行しました。そのマニュアルには惨事ストレスの概要とその対策に関する説明のほか、来る災害に際しての教育用チラシのひな型（派遣前用と派遣後用、救援活動に従事する警察官用と幹部警察官用）、スクリーニングテスト（外傷後ストレス診断尺度など）及び解説が付されました。それらが各都道府県警察において、東日本大震災後の警察官の惨事ストレス対策に活用されています。

　上記の惨事ストレス対策マニュアルの作成の基礎にもなった警察官の惨事ストレスに関する調査結果から、警察官の惨事ストレスの特徴について概観します。藤代（2013）は、東日本大震災の被災地内の警察において活動した警察官・警察職員を対象に、発災から1年6カ月後に惨事ストレスに関する質問紙調査を実施したと

ころ、約29％がPTSDのハイリスク状態であることが示されました。また、指揮に当たる警察幹部職員も惨事ストレス状態になる可能性があります。藤代（2018）は、東日本大震災により部下を殉職で失った被災地の警察幹部職員９名を対象に面接調査を行い、質的分析により惨事ストレス反応の過程を検討しました。部下を殉職で失った警察幹部職員においては、発災直後に業務に追われて惨事ストレス反応がほとんど見られませんでしたが、業務が落ち着いてくると殉職者のことを思い出し、苦しくなり、罪責感を強く抱くようになったことが示されました。とくに、心情を話す相手がいなかった警察幹部職員は発災から約６カ月経過した後に遅発性惨事ストレス反応を呈していました。この結果から、警察幹部職員にあっては平時からソーシャルサポートが必要であり、惨事ストレスに関する知識と対応について理解しておくことが重要であることが示されました。全国の警察本部の幹部職員に対する惨事ストレス対策に関する研修会や資料等において上記の知見を紹介し、幹部職員が率先して惨事ストレスを理解し、自身のケアを行うことが部下職員に対する範になることを筆者は紹介してきました。

　これまで見たとおり、警察官は惨事ストレスのリスクが高い職種です。しかし、警察官は強くあることが国民から期待され、ストレス反応を感じても上司等に吐露しづらい状態にあります。とくに、部下を率いる警察幹部職員は弱音を吐きづらいことが藤代（2018）からも示されたことから、苦しいときに支え合うことの重要性を警察職員全員が理解できるように惨事ストレス研究の知見の還元が求められます。

　米国においては、2001年に発生した世界貿易センタービル同時多発テロ事件の救援活動に従事した警察官の惨事ストレスに関する追跡研究がウィスニフスキーら（Wisnivesky et al., 2011）によってなされています。年数が経過した後にも新たにPTSDを発症する遅発性の惨事ストレス反応が見られたことが明らかにされました。このように、警察官の惨事ストレス反応は時間とともに軽減しないこともあるため、継続的かつ適切なケアが必要となります。

　災害に対しては常に対策を準備することが求められる中で、心身ともに健康で国民を守り続けるためにも、警察官の惨事ストレス対策は組織的に平時から行われることが重要です。各種研修の機会に惨事ストレスに関する講義や演習が盛り込まれることが期待されます。

（埼玉県警察本部　臨床心理士　藤代　富広）

■コラム10

陸上自衛隊における惨事ストレス対策

「自衛隊」と聞いて、多くの人が災害派遣や国際平和協力活動等が代表的な任務と思われているのではないでしょうか。

「自衛隊の使命は、わが国の平和と独立を守り、国の安全を保つことにある。自衛隊は、わが国に対する直接及び間接の侵略を未然に防止し、万一侵略が行なわれるときは、これを排除することを主たる任務とする」。このため我々自衛官は、国民の負託に応えるべく、「事に臨んでは危険を顧みず、身をもって責務の完遂に務め」ることを宣誓しています。

誤解を恐れずに表現すると、自衛隊はいざ有事となった場合、国を守るために武器を持って戦うことを前提とした組織であるといえます。自衛官はそれぞれにこの使命を深く自覚し、日夜訓練に励んでおり、また、これらの任務に加え、周知されているとおり災害派遣や国際平和協力活動等として海外での派遣活動等様々な任務があります。これらの任務に当たる自衛官にとって、安全が確保された状況であったとしても、不測事態が発生した際にどのように行動するかということを念頭に置き、その事態に如何に冷静に対処できるかが重要なことです。そのため、事態発生時にどのような行動をとるかはもちろんのこと、その際のストレスとどう向き合っていくかも大きな課題であると言えます。

これらの責務を負った自衛官のストレス度は非常に高く、陸上自衛隊でも惨事の場面に限定したものだけではなく、「平素からあらゆる事態への対処」としてメンタルヘルス施策に取り組んでいます。

まずは、隊員個々が任務に当たり、我々に与えられた使命を深く自覚し、任務の意義を正しく認識することも、惨事ストレス対策として重要な要素と考えています。東日本大震災においては未曾有の大規模災害であり、隊員自身や家族が被災している者も少なくなく、任務終了後にトラウマ的反応を呈する者が頻発するのではないかと心配されていました。しかし、終了後のメンタルチェックにおいては、PTSD的な状況となっている者はごく僅かであったことが確認されています。その理由としては、陸上自衛隊における惨事ストレス対策が充実してきたこともありますが、国民から大きな評価を与えられたことは大きいと言われています。この結果から、

どんな困難な状況にあっても、隊員個々が自衛官の使命を自覚し任務に当たることで、任務を通じてのストレス反応を軽減できると言えるでしょう。

次に、平素のメンタルヘルスへの取り組みは、災害派遣や国際平和協力活動等、ひいては有事での任務の際に憂慮なく出動できる態勢を確保するために必要不可欠な取り組みであると考えます。惨事体験後のストレス反応は、体験前の精神的健康状態も大きく影響するため、平素からメンタルヘルス対策に取り組んでこその、惨事ストレス対策であると言えます。

陸上自衛隊では、現場のメンタルヘルスの担当として、基幹部隊に心理幹部という制服隊員（自衛官）による人事系の担当ポストが置かれており、メンタルヘルス教育等の啓発活動や現場対応を行っています。また、衛生科（医療部門等）を有していることから、医官や看護官等による精神科医療も可能です。さらには駐屯地等に臨床心理士（技官）も配置されており、隊員個人の心理相談や部隊へのアドバイス等を行っています。

とかく、隊員は相談に行くことは“弱音を吐く”こととしてハードルが高いと考える者も少なくありませんが、そのハードルを少しでも低くするために、駐屯地や部隊単位において、傾聴技法の教育を受けた隊員（仲間）が相談員として相談窓口となり、必要に応じて専門家へ紹介しています。

仮に不調をきたし休養をとった後も、基幹病院に復職支援センターが置かれており、休職中の出勤訓練や復職後の隊員や部隊等を支援する態勢もあります。

このように、人事（心理）や衛生が連携を密にして個別対応及び組織対応の両面から隊員のメンタルヘルスの維持・向上を図ることで、1次・2次・3次予防を網羅した態勢を構築しています。

メンタルヘルスの担当となる心理幹部においては、基礎的な心理学の知識やある程度の現場対応の技術に関するトレーニング等が含まれた課程教育（以下「心理課程教育」という）を3カ月間受講して担当者となります。しかし、資格等を保有しておらず、専門家というより同じ制服を着た仲間（ピア）として、必要な技能をトレーニングし対応に当たっているのが現状です。

そのため、任務の最前線には心理の専門家は不在であり、不測事態が発生した場合においては、まずは自分たちで初期対処に当たることになり、惨事後の影響が最小限となるよう平素からのメンタルヘルスの維持はもちろん、隊員一人一人がストレスに関する認識を深め、互いにケアできる態勢を整備しておくことが望ましいと

第7章　様々な職種の惨事ストレス　*179*

いえます。

　平素のメンタルヘルスの重要性についても述べましたが、具体的な惨事ストレス対策を紹介したいと思います。

　たとえば、隊員の事故等により死者や負傷者が発生することがあります。この場合、心理的影響を局限するためにアフターケア活動を実施しています。アフターケア活動では、心理課程教育修了者３〜４名がチームとして臨時に編成され、現場等で衝撃を受けた隊員のケアに当たります。

　近年では災害が頻発し、即時に災害派遣活動に出動していますが、基幹部隊の心理幹部が災害派遣出動部隊に同行しケアに当たり、また、災害や派遣の規模によっては全国から心理課程教育修了者を招集して臨時にケアチームを編成し、現場を巡回して支援を行っています。

　国際平和協力活動等においては、心理課程教育修了者が派遣部隊の一員として派遣され、派遣間のメンタルヘルス全般を担当しています。派遣の中間期（半年間の派遣であれば３カ月目頃）に、精神科医と経験豊富な心理課程教育修了者が１週間程度現地に滞在し、メンタルヘルス教育や隊員の個別カウンセリングを実施しています。

　災害派遣や国際平和協力活動等の任務中に、更なる不測事態（隊員が衝撃を受けるような事故等）が発生した場合には、恒常的なケアに加え、アフターケア活動も実施することになります。

　任務間においては、心理課程教育修了者等の基幹要員の支援を受けるだけでなく、隊員たちは日々の活動の終了時に、自分たちの活動を振り返り、互いにねぎらい、さまざまな困難や達成感等を共有するための任務解除ミーティングを実施する等、自分たちの問題と向き合いストレスを軽減する努力をしています。

　すべての任務が終了した後には、心理幹部によるメンタルチェックや活動全般を振り返るためのミーティングを帰隊後に実施しています。

　陸上自衛隊における惨事ストレス対策について紹介してきましたが、まだまだ課題は多く、磐石ではありません。

　近年では、様々なところで一般市民に対して救急法講座が設けられ、急患が発生した際に適切に救助に当たることが可能になり、驚異的に生存率が上がったと言われています。

　惨事ストレスも同様であると考えています。衝撃的な体験により心に傷を負った

際に、現場レベルで適切に応急処置をすることで、急性ストレス障害や心的外傷後ストレス障害等の症状の軽減もしくは予防につながるのではないでしょうか。

　陸上自衛隊の惨事ストレス対策として、最近、現場レベルで発生する隊員のストレス対処（現場での心の応急処置）に対応する要員を指定し、教育を実施している部隊も増えてきました。しかし、専門家や指定された隊員のみが対応すればよいものではありません。隊員個々が、国民の負託に応える自衛官のスキルの一つとして、それぞれに身につける必要があると考えています。任務に当たる自衛官にとって、全隊員が「心に傷を負った隊員を応急的に対処する」ことを現場でできることが、理想的なあるべき姿ではないかと考えています。

（陸上自衛隊衛生学校衛生技術教官室教官　脇　文子）

おわりに

　本書は、惨事ストレスに関する研究や消防での危機介入の経験に基づいて書きました。編集者の山崎美奈子さんから本書の執筆依頼を受けたのは、2012年でしたので、実に7年かけてようやく上梓できました。いつもながら、お待ちいただいた山崎さんには感謝しております。また早くからコラムをご執筆くださったみなさまには、刊行の遅れをおわび致します。

　本書を上梓できたのは、皮肉なことに、この3月で定年を迎え、申請した研究助成金が採れなかったため、時間が空いたことが大きな要因でした。時間ができたので、これまでの講演や考え方の整理ができました。ただ、本書の執筆が遅れた理由（言い訳）を2つあげさせてください。

　本書の執筆が遅れた理由の1つは、事例の扱い方に迷ったためです。事例の多くは、成書（学会発表を含む）や危機介入時に伺った内容や、講演後にいただいた感想などに基づいています。感想については講演などで紹介することの許可を得ていますが、許可してくださった方も、当時と現在では考え方が変わっている可能性があります。成書に掲載されている事例にも同様の懸念があります。そのため、事例は個人が特定できないように脚色をし、複数の事例で共通した部分を抽出して記載しました。また掲載を断念した事例も少なくありません。しかし、本書に記載した事例で、もし「自分のことが書かれて不快だ」と感じる方がいらっしゃったらお申し出ください。

　本書の執筆が遅れたもう1つの理由は、根拠となるデータが乏しい部分があるためです。研究知見が蓄積している部分や他の研究者が合意している部分は、書きやすかったのですが、自分の危機介入経験に基づく部分の記載には迷いを感じました。私の思い込みや勘違いでとんでもないことを主張しているのではないかと。後者に関しては、できるだけ文章に明示したつもりですが、厳密な研究知見と個人的な意見とが混ざっていたら、ご容赦ください。

とくに、グループ・ミーティングの有効性に関する本書の記述は、東京消防庁における実践活動に基づく部分が多いため、専門家からのご批判を受けるのではないかと心配しております。

本書の記述に誤りがあればご指摘ください。

本書は、これまでの研究や危機介入の実践に基づいてまとめました。本書のコラムをご執筆いただいた方は、研究や実践の仲間ですが、ほかにも多くの方のご支援やご協力をいただいてきました。順不同で主な方々のお名前をあげます。

研究では、安藤清志氏、福岡欣治氏、井上果子氏、畑中美穂氏、髙橋幸子氏、桑原裕子氏、山﨑達枝氏、俞善英氏、立脇洋介氏。実践では笹川真紀子氏、幾田雅明氏、安達健治氏、東京消防庁惨事ストレス研究部会のみなさま。直接的な共同研究はしていませんが、実践や研究の方向性に多大な影響を与えてくださった、前田正治氏、重村淳氏、前田潤氏、加藤寛氏、大澤智子氏。大学業務を軽くしていただき被災地介入を支えてくださった筑波大学心理学系、同カウンセリングコースの先生方。震災後家を空けることが多いことを我慢してくれた家族。なによりも、実践活動でかかわってきた多くの消防職員や看護職員のみなさま。これら多くの方々に感謝しております。

最後にこの5年ほど心がけている言葉を掲げます。

"I wish to leave this world better than I was born."

by John F.W.Herschel、内村鑑三、青山士

惨事ストレスにかかわる多くの人々の世界が、少しでもよくなっていきますように。

2019年10月1日

松井　豊

引用文献

阿部恒之（1996）．コルチゾールによる入浴剤の評価：指標としてのコルチゾールの性質に関する検討　*FRAGRANCE JOURNAL*, 24, 96-11, 74-83.

相川祐里奈（2013）．避難弱者　東洋経済新報社．

American Psychiatric Association（編）（2014）．日本精神神経学会（日本語版用語監修）　高橋三郎・大野裕（監訳）　DSM-5 精神疾患の診断・統計マニュアル　医学書院. (American Psychiatric Association(ed.) 2013 *Diagnostic and Statistical Manual of Mental Disorders Fifth edition DSM-5* American Psychiatric Association Publishing.)

飛鳥井望（2019）．ICD-11 における PTSD/CPTSD 診断基準について：研究と臨床における新たな発展の始まりか，長い混乱の幕開けか？　トラウマティック・ストレス 17, 73-79.

バイロック, S.（2011）．東郷えりか（訳）　なぜ本番でしくじるのか　河出書房新社．(Beilock,S. 2011 *Choke: What the secrets of the Brain Reveal about getting it right when you have to* Atria Books.)

ボウルビィ, J.（1991）．黒田実郎ほか（訳）　母子関係の理論Ⅲ対象喪失　岩崎学術出版社. (Bowlby,J. 1980 *Attachment and loss Vol.3 Loss: sadness and depression*. The Tavistoc Insitue of human Relations.)

Brackbill,R.M.,Hadler,J.L.,Digrande,L.,Ekenga,C.C.,Farfel,M.R.,Friedman,S.,Perlman,S.E.,Stellman,S.D.,Walker,D.J.,Wu,D.,Yu,S.,& Thorpe,L.E.(2009).Asthma and posttraumatic stress symptoms 5 to 6 years following exposure to the World Trade Center terrorist attack. *Journal of American Medical Association, 302*, 502-516.

大規模災害時等に係る惨事ストレス対策研究会（編）（2013）．大規模災害時等に係る惨事ストレス対策研究会報告書．

フランクル, V.E.（1961）．霜山徳爾（訳）　フランクル著作集 2　死と愛　実存分析入門　みすず書房. (Frankl,V.E. 1952 *Ärztliche Seelsorge 6*.)

藤田浩之・髙橋幸子・仲嶺真・小林麻衣子・松井豊（2016）．地下鉄サリン事件　テロ事件における被害者の身体および精神症状：事件から 20 年の変化　筑波大学心理学研究. 52, 77-84.

藤岡孝志（2018）．支援者支援学とは　高橋晶（編）災害支援者支援　日本評論社　pp.25-38.

外務省（2014）．核兵器使用の多方面における影響に関する調査研究.

長谷川明弘（2017）．トラウマに対する臨床動作法　岡本浩一・角藤比呂志（編）新時代のやさしいトラウマ治療　春風社　pp.161-226.

畑中美穂（2009）．災害救援者の惨事ストレス　松井豊（編）惨事ストレスへのケア　おうふう　pp.49-63.

畑中美穂・兪善英・松井豊（2011）．東日本大震災の被災地派遣消防職員における惨事ストレス：派遣先での体験内容とストレス反応の検討　第10回日本トラウマティック・ストレス学会抄録集，44.

ハーマン，J.L.（1996）．中井久夫（訳）心的外傷と回復　みすず書房．(Herman,J.L. 1992 *Trauma and Recovery* Basic Books.)

平井啓・谷向仁・中村菜々子・山村麻予・佐々木淳・足立浩祥（2019）．メンタルヘルスケアに関する行動特徴とそれに対応する受療促進コンテンツ開発の試み　心理学研究，90，63-71.

堀洋元（2013）．惨事ストレスにおける新聞報道の時系列的分析　人間関係学研究：社会学社会心理学人間福祉学　大妻女子大学人間関係学部紀要，15，217-226.

堀毛裕子（2018）．東日本大震災の心理支援を踏まえて　日本心理学会公開シンポジウム発表資料．

兵庫県警察本部（1996）．阪神・淡路大震災における警察官の救援活動および被災体験とPTSD　同本部発行．

兵庫県精神保健協会こころのケアセンター（1999）．非常事態ストレスと災害救援者の健康状態に関する調査研究報告書：阪神・淡路大震災が兵庫県下の消防職員に及ぼした影響．

兵庫県精神保健協会こころのケアセンター（2000）．災害救援者の心理的影響に関する調査研究報告書．

井上果子（2011）．心的外傷後ストレス障害の概念の歴史的変遷　報道人ストレス研究会（編）　ジャーナリストの惨事ストレス　現代人文社　pp.120-131.

石隈利紀（2006）．寅さんとハマちゃんに学ぶ助け方・助けられ方の心理学　誠信書房．

石垣琢磨・橋本和幸・田中理恵（2016）．ライブラリこころの危機Ｑ＆Ａ4　統合失調症　孤立を防ぎ、支援につなげるために　サイエンス社．

伊藤要子（2014）．ヒートショックプロテイン（HSP70）の魅力　日本温泉気候物理医学会雑誌，77，222-226.

岩井圭司（2006）．自然災害（急性期）外傷ストレス関連障害に関する研究会・金吉晴（編）心的トラウマの理解とケア〔第2版〕じほう pp.75-84.

自治労連・岩手自治労連（編）（2014）．3・11岩手　自治体職員の証言と記録　大月書店．

カバットジン，J.（2007）．春木豊（訳）マインドフルネスストレス低減法　北大路書房．

鍵屋一（2014）．東日本大震災の被災自治体職員に聞く（1）（2）地方行政　3月10日，2-6；3月17日，10-14.

貝谷久宣・熊野宏昭・越川房子（編著）（2016）．マインドフルネス：基礎と実践　日本評論社．

カーディナー，A.（2004）．中井久夫・加藤寛（訳）戦争ストレスと神経症　みすず書房．（Kardiner,A. with collaboration of Herbert Spiegel 1947 *War Stress and Neurotic Illness.* Paul B. Hoeber & Brothers.）

加藤孝一（2017a）．〔連載〕消防の惨事ストレス対策：惨事ストレスとストレスケアに関する変遷と現況　第3回　近代消防，678，88-91．

加藤孝一（2017b）．〔連載〕消防の惨事ストレス対策：惨事ストレスとストレスケアに関する変遷と現況　第4回　近代消防，679，86-89．

加藤孝一（2017c）．〔連載〕消防の惨事ストレス対策：惨事ストレスとストレスケアに関する変遷と現況　第5回　近代消防，680，96-100．

加藤寛（2001）．災害救援者　金吉晴（編）心的トラウマの理解とケア　じほう　pp.93-105．

香山リカ（2012）．震災　香山リカが見た被災地公務員の苦悩　誰からも評価されない　AERA，37，61-63．

金菱清（編）（2012）．3・11慟哭の記録　新曜社．

加藤寛（2009）．消防士を救え！：災害救援者のための惨事ストレス対策講座　東京法令出版．

木野和代・佐藤美咲・和田瑞穂（2012）．他者の前で泣いた際に喚起される感情：相手との関係性による差異と性差　宮城学院女子大学研究論文集，115，35-54．

神戸市消防局"雪"編集部・川井龍介（編）（1995）．阪神大震災　消防隊員死闘の記　労働旬報社．

キューブラー゠ロス（1998）．鈴木晶（訳）死ぬ瞬間　死とその過程について　完全新訳改訂版　読売新聞社．(Kübler-Ross,E. 1969 *On Death and Dying.*)

久保真人（2004）．バーンアウトの心理学　サイエンス社．

桑原裕子・髙橋幸子・松井豊（2015）．東日本大震災の被災自治体職員の心的外傷後ストレス反応　トラウマティック・ストレス，13，161-170．

リフトン，R.J.（2009）．桝井迪夫ほか（訳）ヒロシマを生き抜く：精神史的考察　岩波書店．(Lifton,R.J. 1967 *Death in Life: Survivors of Hiroshima.* Random House.)

Lindemann,E.(1944). Symptomatology and management of acute grief. *American Journal of Psychiatry*, 101, 141-148.

前田潤（2011）．被災地の自治体職員として「選ばれた」意味を考える　地方公務員　安全と健康フォーラム，80，5-7．

松井豊（1998）．フシギ現象への関心　広告月報，1998年2月号，46-51．

松井豊（2005）．惨事ストレスとは　松井豊（編著）惨事ストレスへのケア　ブレーン出版　pp.3-18．

松井豊（研究代表）（2006）．災害救援者に対する惨事ストレスマネージメントシステムのあり方に関する調査　平成16年度～17年度科学研究費補助金（基盤研究(B)）研究成果報告書．

松井豊（2008）．惨事ストレスケアへの抵抗をめぐって　ＨＩＲＣ２１（編）現代人のこころのゆくえ2　同所発行　pp.93-108．

松井豊（2009）．グループミーティング　松井豊（編著）惨事ストレスへのケア　おうふ

う　pp.155-178.

松井豊（2011）．自分を守り、取材対象者を守る：ジャーナリストの惨事ストレスをどう防ぐか　新聞研究，720，54-57.

松井豊（2014）．看護職員への惨事ストレスケア　小玉正博・松井豊（編）　生涯発達の中のカウンセリングIV　看護現場でいきるカウンセリング　サイエンス社　pp.205-223.

松井豊（2016）．被災した自治体職員のメンタルヘルスについて：惨事ストレスを中心に　自治体危機管理研究，18，69-75.

松井豊（2019a）．終章を読んで　髙橋尚也・宇井美代子・畑中美穂（編）　社会に切り込む心理学　データ化が照らし出す社会現象　サイエンス社　pp.211-215.

松井豊（2019b）．東日本大震災における災害救援者の惨事ストレス　ストレス科学，33（4），19-29.

松井豊・畑中美穂（2003）．災害救援者の惨事ストレスに対するデブリーフィングの有効性に関する研究展望1　筑波大学心理学研究，25，95-103.

松井豊・畑中美穂・丸山晋（2011）．消防職員における遅発性の惨事ストレスの分析　対人社会心理学研究，11，43-50.

松井豊・井上果子・畑中美穂（2005）．Trauma Risk Management (TRiM) の紹介　横浜国立大学教育相談・支援総合センター研究論集，5，19-36.

松井豊・俞善英（2011）．南関東居住者における東日本大震災による不安やストレス（2）　集団災害医学会誌，16(3)，498.

McFarlane,A.C.(1988).　The longitudinal course of posttraumatic morbidity: The range of outcomes and their predictors. *Journal of Nervous and Mental Disease*, 176, 30-39.

三木明子（2008）．調査研究からみた医療現場での暴力　労働の科学，63(3)，137-140.

南裕子（編）（1995）．阪神・淡路大震災そのとき看護は　日本看護協会出版会.

Mitchell,J.T.& Everly,G.S.(2000). CISM and CISD:evolutions, effect and outcomes. In B.Raphael & J.P.Wilson(Eds.) *Psychological Debriefing: Theory, practice and evidence.* Cambridge University Press pp.71-90.

ミッチェル, J.T.& エヴァリー, G.S.（2002）．髙橋祥友（訳）緊急事態ストレス・PTSD対応マニュアル　金剛出版 (Mitchell,J.T.& Everly,G.S. 2001 *Critical Incident Stress Debriefing: An Operations Manual for CISD*, Chevron.)

三宅優・横山美江（2007）．健康における笑いの効果の文献学的考察　岡山大学医学部保健学科紀要，17，1-8.

村井健祐（1996）．職業的災害救助者のCIS：CIS概念の検討とその基礎調査　日本大学文理学部人文科学研究所研究紀要，51，167-185.

村上純一・山田尚登（2002）．やさしい照明技術：光と気分　照明学会誌，86，378-380.

中村江里（2018）．戦争とトラウマ　吉川弘文館.

中田（北出）薫（2006）．イラショナル・ビリーフと感情の体験様式との関連：感情体験

尺度作成の試みを通して　パーソナリティ研究，14，241-253.

中山和彦（2003）．中高年のうつ　大泉書店．

中澤正夫（2007）．ヒバクシャの心の傷を追って　岩波書店．

丹羽まどか・金吉晴（2022）．複雑性 PTSD の診断と特徴、および治療　心理学ワールド，97，20-21.

野島真美・岡本博照・神山麻由子・和田貴子・角田透（2013）．東日本大震災に派遣された消防官の惨事ストレスとメンタルヘルスについての横断研究　杏林医学会雑誌，44，13-23.

ニューズワーク阪神大震災取材チーム（1995）．流言兵庫　碩文社．

小花和尚子（1996）．災害後の幼児と母親のストレス　城仁士・杉万俊夫・渥美公秀・小花和尚子（編）心理学者がみた阪神大震災　ナカニシヤ出版　pp.127-162.

岡野憲一郎（1995）．外傷性精神障害　心の傷の病理と治療　岩崎学術出版社．

岡野憲一郎（2009）．心的外傷とレジリエンスの概念　トラウマティック・ストレス，7，148-156.

大村哲夫（2016）．東日本大震災の被災地から見る日本人の宗教性　松島公望・川島大輔・西脇良　宗教を心理学する　データから見えてくる日本人の宗教性　誠信書房　pp.20-44.

大谷彰（2017）．PTSD に対するマインドフルネス　岡本浩一・角藤比呂志（編）　新時代のやさしいトラウマ治療　春風社　pp.227-265.

大和田攝子（2003）．犯罪被害者遺族の心理と支援に関する研究　風間書房．

プレホスピタル・ケア編集部（2017）．特集　相模原における集団殺傷事件について：事件概要と各消防の対応　プレホスピタル・ケア，30．19-22.

Regehr,C.,Dimitropoulos,G.,Bright,E.,George,S.,& Henderson,J.(2005). Behind the brotherhood: Rewards and challenges for wives of firefighters. *Family Relations,* 54, 423-435.

齊藤和貴・岡安孝弘（2009）．最近のレジリエンス研究の動向と課題　明治大学心理社会学研究，4，72-84.

澤田忠幸・松尾浩一郎・橋本巌（2012）．成人期における"泣くこと"による心理的変化　心理学研究　82，514-522.

重村淳・Hall,M.J.・Hamaoka,D.A.・Ursano,R.J.(2004)．生物・化学テロリズムが与える心理的影響　トラウマティック・ストレス，2，165-172.

島津幸廣・熊倉孝行・飯田稔・野口尚子・渡橋浩子（1996）．特異災害に出場した職員の心理ストレスに関する調査研究　消防科学研究所報，33，158-162.

島津明人（2014）．ワーク・エンゲイジメント　労働調査会．

下園壮太（2002）．自殺の危機とカウンセリング　金剛出版．

下園壮太（2018）．「クライシス・カウンセリング」とは　下園壮太（監）メンタルレスキュー協会（著）クライシス・カウンセリング　金剛出版　pp.9-21.

消防職員の現場活動に係るストレス対策研究会（編）（2003）．消防職員の惨事ストレスの

実態と対策の在り方について　（財）地方公務員安全衛生推進協会.

Shuster,M.A. et al.,（2001）. A national survey of stress reactions after the September 11,2001, Terrorist Attacks. *New England Journal of Medicine, 345,* 1507-1512.

成元哲（編）（2015）. 終わらない被災の時間：原発事故が福島県中通りの親子に与える影響　石風社.

曽根悦子・佐藤遥・島影貴志・金子純也・鈴木健介・久野将宗・畝本恭子（2017）. 特集相模原における集団殺傷事件について　相模原市集団殺傷事件における活動内容について：現場に最先着した医療班　プレホスピタル・ケア, 30, 23-26.

総務省消防庁（2017）.「消防職員向け」ハラスメントの実態調査結果 同庁ホームページ.（2018 年 5 月 6 日ダウンロード）

杉浦義典（2008）. マインドフルネスにみる情動制御と心理的治療の研究の新しい方向性　感情心理学研究, 16, 167-177.

田島典夫・高橋博之・畑中美穂・青木瑠里・井上保介（2013）. バイスタンダーが一次救命処置を実施した際のストレスに関する検討　日本臨床救急医学会雑誌, 16, 656-665.

高田利武（2011）. 新版　他者と比べる自分：社会的比較の心理学　サイエンス社.

高路奈保・中野友佳里・満居愛実・上利尚子・有安絵里名・吉村耕一（2015）. 情動性の涙のストレス緩和作用に関する研究　ストレス科学研究, 30, 138-144.

高橋幸子・仲嶺真・小林麻衣子・藤田浩之・松井豊（2016）. 地下鉄サリン事件 20 年後の被害者および被害者家族の諸症状　東洋大学 21 世紀ヒューマン・インタラクション・リサーチ・センター研究年報, 13, 33-44.

高橋祥友（2018）. 災害支援者支援のメンタルヘルスの原則　高橋晶（編）災害支援者支援　日本評論社　pp.39-48.

宅香菜子（2010）. 外傷後成長に関する研究：ストレス体験をきっかけとした青年の変容　風間書房.

丹野義彦（2003）. コンパクト新心理学ライブラリ 5　性格の心理：ビッグファイブと臨床からみたパーソナリティ　サイエンス社.

Taylor & Frazer (1981). *Psychological sequelae of operation overdue following the DC10 aircrash in antarctica.* Department of Psychology Victoria University of Wellington.

友田尋子・三木明子・宇垣めぐみ・河本さおり（2010）. 患者からの病院職員に対する暴力の実態調査：暴力の経験による職種間比較　甲南女子大学研究紀要　看護学・リハビリテーション学編, 4, 69-77.

鶴光代（2017）. からだへの働きかけ：臨床動作法、リラクセーション　奥村茉莉子（編）こころに寄り添う災害支援　金剛出版　pp.211-219.

矢島潤平・津田彰・古賀幸子・牧田潔・前田正治（2002）. 消防隊員を対象にした PTSD 調査（1）：調査研究と構造化面接から　日本健康心理学会第 15 回大会発表論文集. 170-171.

山際洋一（2018）．惨事対処　クライシス・カウンセリング　メンタルレスキュー協会　金剛出版　pp.113-144.

山中寛（2005）．自己理解と他者理解を目的としたペア・リラクセーション　竹中晃二（編）シリーズこころとからだの処方箋①　ストレスマネジメント：「これまで」と「これから」　ゆまに書房　pp.241-253.

山﨑達枝（2009）．災害現場でのトリアージと応急処置　日本看護協会出版会.

読売新聞社（2011）．記者は何を見たのか　3・11東日本大震災　中央公論新社.

兪善英・古村健太郎・松井豊・丸山晋（2017）．東日本大震災被災地に派遣された消防職員のストレス症状と外傷後成長　心理学研究，87，644-650.

兪善英・松井豊（2012）．配偶者に対する消防職員のストレス開示抑制態度が精神的健康へ及ぼす影響　心理学研究，83，440-449.

和田由美子・高村美加・山崎百子・鈴木敦子（2011）．心理尺度と唾液中クロモグラニンAによる入浴効果の測定：若年者と高齢者の比較　健康科学大学紀要，7，85-96.

脇文子（2018）．災害支援者家族の支援とは　高橋晶（編）　災害支援者支援　日本評論社　pp.157-167.

渡部成江・森谷絜・阿岸祐幸・橋本恵子（2003）．天然温泉浴のストレス軽減効果と休養効果に関する実証研究　日本健康開発財団研究年報，24，1-7.

コラム1　バイスタンダーの惨事ストレス

American Heart Association(2005). 2005 American Heart Association Guidelines for Cardiopulmonary Resuscitation and Emergency Cardiovascular Care. *Circulation*, 112, IV1-203.

Herlitz,J.,Ekström,L.,Wennerblom,B.,et al.,(1994). Effect of bystander initiated cardiopulmonary resuscitation on ventricular fibrillation and survival after witnessed cardiac arrest outside hospital. *Br Heart J*, 72,408-412.

岡野谷純（2007）．ホットライン活動から見た救急医療現場における精神的フォローの必要性　日本臨床救急医学会雑誌，10(2)，188-188.

岡野谷純（2014）．事例を通じた「bystander CPR実施後の心的ケア」の必要性　日本臨床救急医学会雑誌，17(2)，189-189.

岡野谷純・宮地有香・中村賢（2007）．災害救援ボランティアのストレス予防教育プログラム開発の現状　ストレス科学，22(2)，132-132.

岡野谷純・饗庭尚子・呉定英・横山葵・田中克俊・中村賢（2009）．大規模交通災害現場で救助活動に参加した市民のストレス調査　ストレス科学，24(2)，109-109.

Stiell,I.G.,Wells,G.A.,et al.,(2004). Advanced Cardiac Life Support in Out-of-hospital Cardiac Arrest. *N Engl J Med*, 351, 647-656.

田島典夫・高橋博之・畑中美穂・細川知子・青木瑠里・井上保介（2014）．バイスタンダーへの感謝カード配布の取り組みと今後のあり方の検討　日本臨床救急医学会雑誌，17(2)，189-189.

コラム２　戦争による惨事ストレスと映画

ネルソン, A.（2006）．戦場で心が壊れて　新日本出版社.

ハーマン, J.L.（1996）．中井久夫（訳）　心的外傷と回復　みすず書房.（Herman,J.L. 1992 *Trauma and Recovery* Basic Books.）

ハーヴェイ, J.H.（2003）．和田実・増田匡裕（編訳）　喪失体験とトラウマ　北大路書房

コラム３　IES-R-J とは

飛鳥井望（1999）．不安障害　外傷後ストレス障害（PTSD）　臨床精神医学，増刊号, pp.171-177.

Asukai, N., Kato, H., Kawamura, N., Kim, Y., Yamamoto, K., Kishimoto, J., Miyake, Y., Nishizono-Maher, A. (2002). Reliability and validity of the Japanese-language version of the Impact of Event Scale-Revised (IES-R-J): Four studies on different traumatic events. *The Journal of Nervous and Mental Disease,* 190, 175-182.

Horowitz,M.J.,Wilner,N.,& Alvarez,W.(1979). Impact of event scale: A measure of subjective stress. *Psychosomatic Medicine,* 41, 209-218.

Weiss,D.S.,& Marmar,C.R. (1997). The Impact of Event Scale-Revised.In J.P.Wilson & T.M.Keane (eds.) *Assessing psychological trauma and PTSD.* The Guilford Press, New York, pp.399-411.

コラム４　グループ・ミーティングの有効性について

Rose,S.,Bisson,J.,churchill, R.,& Wessely,S.(2002). Psychological Debriefing for Preventing Post Traumatic Stress Disorder (PTSD): Review. Cochrane Database Syst Rev, (2).
　　　　ただし、詳細は、2009 年に Wiley に転載された論文に基づく。

松井豊（研究代表）（2006）．災害救援者に対する惨事ストレスマネージメントシステムのあり方に関する調査　平成 16 年度〜17 年度科学研究費補助金（基盤研究(B)）研究成果報告書.

東京消防庁活動安全課・松井豊・畑中美穂（2007）．惨事ストレス対策に関する調査検証　火災, 57, 18-24.

岡本浩一・角藤比呂志（編）（2017）．新時代のやさしいトラウマ治療　春風社.

フォア，エドナ・キーン、テレンス・フリードマン、マシュー・コーエン、ジュディス（2013）．飛鳥井望（監訳）　PTSD 治療ガイドライン〔第 2 版〕　金剛出版.

松井豊（2008）．惨事ストレスケアへの抵抗をめぐって　ＨＩＲＣ２１（編）現代人のこころのゆくえ 2　同所発行　pp.93-108.

松井豊・畑中美穂（2003）．災害救援者の惨事ストレスに対するデブリーフィングの有効性に関する研究展望 1　筑波大学心理学研究, 25, 95-103.

青木千恵・持田春人・玄海嗣生（2018）．惨事ストレスケアにおけるデブリーフィング及びデフュージングに関する検証　消防技術安全所報, 55, 57-73.

コラム5　惨事ストレスの（精神医学的）治療

American Psychiatric Association（編）（2014）．日本精神神経学会（日本語版用語監修）髙橋三郎・大野裕（監訳）DSM-5 精神疾患の診断・統計マニュアル　医学書院．(American Psychiatric Association(ed.) 2013　*Diagnostic and Statistical Manual of Mental Disorders Fifth edition DSM-5* American Psychiatric Association Publishing.)

飛鳥井望（2008）．エビデンスに基づいた PTSD の治療法　精神神経学雑誌，110 巻 3 号，244-249.

藤森和美（2016）．第Ⅱ部理論編1　トラウマの歴史と変遷　野村俊明・青木紀久代・堀越勝（監修）藤森和美・青木紀久代（編）これからの対人援助を考える　くらしの中の心理臨床③　トラウマ　福村出版.

神田橋條治（2012）．フラッシュバックの治療　林道彦・かしまえりこ（編）神田橋條治精神科講義　創元社　pp.241-259.

加藤寛（2009）．消防士を救え！：災害救援者のための惨事ストレス対策講座　東京法令出版.

加藤寛（2006）．各論6　災害救援者　外傷ストレス関連障害に関する研究会・金吉晴（編）心的トラウマの理解とケア〔第2版〕　じほう.

金吉晴（2006）．総論4　PTSD の薬物療法　外傷ストレス関連障害に関する研究会・金吉晴（編）心的トラウマの理解とケア〔第2版〕　じほう　pp.41-50.

君塚聡子・加藤友啓・日髙一誠・新藤貴久・髙井啓安・下畑行盛・宮尾雄三・松井豊（2009）．惨事ストレスケアにおけるデブリーフィングの調査検証　消防技術安全所報 46 号.

松井豊（編著）（2005）．惨事ストレスへのケア　ブレーン出版.

西大輔・金吉晴（2016）．9 ストレス反応と適応障害、反応性精神病：心的外傷後ストレス障害、急性ストレス障害　樋口輝彦・市川宏伸・神庭重信・朝田隆・中込和幸（編）今日の精神疾患治療指針〔第2版〕　医学書院　pp.266-273.

ラファエル，B.（1989）．石丸正（訳）災害の襲うとき　カタストロフィの精神医学　みすず書房.

廣常秀人・疇地道代（2016）．第Ⅱ部理論編4　トラウマの治療(1)薬物療法　野村俊明・青木紀久代・堀越勝（監修）藤森和美・青木紀久代（編）これからの対人援助を考える　くらしの中の心理臨床③　トラウマ　福村出版　pp.139-145.

日本トラウマティック・ストレス学会（2013）．PTSD の薬物療法ガイドライン：プライマリケア医のために〔第1版〕．

岡野憲一郎（2006）．総論3　PTSD の心理療法　外傷ストレス関連障害に関する研究会・金吉晴（編）心的トラウマの理解とケア〔第2版〕．じほう　pp.33-40.

十河勝正（2015）．中枢性抗コリン剤トリヘキシフェニジル（アーテン）が PTSD の Flashback の軽減に奏功した新しい薬物療法とその効果機序について　「分子精神医学」編集委員会（編）分子精神医学，Vol.15 No.3，244-246.

コラム6　被災地における外部からの心理臨床

日本臨床心理士会（2019）．災害支援心理士の活動のためのガイドライン　同会発行．

松井豊（2019）．東日本大震災における災害救援者の惨事ストレス　ストレス科学, 33（4）．

松井豊（2017）．東日本大震災における心理学者の支援活動と研究の概観　心理学評論, 60, 277-284．

高橋晶（編）（2018）．災害支援者支援　日本評論社．

小澤康司・中垣真通・小俣和義（2017）．アウトリーチ活動の倫理　小澤康司・中垣真通・小俣和義（編）緊急支援のアウトリーチ　遠見書房　pp.50-64．

大澤智子（2012）．災害現場における心理教育　前田正治・金吉晴（編）PTSD の伝え方　誠信書房　pp.115-146．

明石加代・藤井千太・加藤寛（2008）．災害・大事故被災集団への早期介入：「サイコロジカル・ファーストエイド実施の手引き」日本語版作成の試み　心的トラウマ研究, 4, 17-26．

矢島潤平・佐藤晋治・飯田法子・小野貴美子（2018）．災害発生時における心理職のロジスティクス業務　ストレスマネジメント研究, 14, 31-38．

長峯正典（2018）．救援活動中のケア　高橋晶（編）災害支援者支援　日本評論社　pp.89-97．

藤原俊通（2018）．救援活動後のケア　高橋晶（編）災害支援者支援　日本評論社　pp.99-109．

堀毛裕子（2019）．災害時における心理的支援を考える：成熟した支援の提供を目指して　東洋大学 21 世紀ヒューマン・インタラクション・リサーチ・センター（HIRC21）（編）現代人のこころのゆくえ 6　同センター, pp.23-46, 184, 189．

コラム7　保育者の惨事ストレス

佐々木美恵（2015）．災害下における保育者の支援者機能：地震・放射線災害下で幼稚園教諭が実施した保育の工夫と配慮に基づいて　埼玉学園大学心理臨床研究, 2, 1-11．

佐々木美恵（2019）．地震・放射線災害下保育における幼稚園教諭の精神的健康：レジリエンス要因として保育者効力感に着目した検討　発達心理学研究, 30, 11-22．

コラム8　ジャーナリストの惨事ストレス

Aoki,Y.,Malcolm,E.,Yamaguchi,S.,Thornicroft,G.,& Henderson,C.(2013). Mental illness among journalists: A systematic review. *International Journal of Social Psychiatry, 59*, 377-390.

Czech,T.(2004).Journalists and trauma: A brief overview. *International Journal of Emergency Mental Health, 6*, 159-162.

Dworznik, G., & Garvey, A. (2019). Are we teaching trauma? A survey of accredited journalism schools in the United States. *Journalism Practice, 13*(3), 367-382.

福岡欣治（2013）．ジャーナリストにおける惨事ストレス対策：東日本大震災をふまえて（シンポジウム D-1　災害や事件におけるメディアの役割：トラウマ学の視点から考える）

日本トラウマティック・ストレス学会第 12 回大会プログラム・抄録集, 95.

福岡欣治／報道人ストレス研究会（2013）．みんなで守ろうこころとからだ Vol.5　惨事ストレスについて　新聞労連労働安全衛生部.

福岡欣治・高橋尚也・井上果子・畑中美穂（2013）．ジャーナリストの惨事ストレス対策：東日本大震災を報道したジャーナリストの支援　産業精神保健, 21, 18-23.

Hatanaka, M., Matsui, Y., Ando, K., Inoue, K., Fukuoka, Y., Koshiro, E., & Itamura, H. (2010). Traumatic stress in Japanese broadcast journalists. *Journal of Traumatic Stress,* 23, 173-177.

報道人ストレス研究会（編著）（2011）．ジャーナリストの惨事ストレス　現代人文社.

Janoff-Bulman,R.(1992).*Shattered assumptions: Towards a new psychology of trauma.*　New York: Free Press.

MacDonald,J.B.,Saliba,A.J.,Hodgins,G.,& Ovington,L.A.(2016). Burnout in journalists: A systematic literature review. *Burnout Research,* 3, 34-44.

Monteiro,S.,Marques Pinto,A.,& Roberto,M.S.(2016). Job demands, coping, and impacts of occupational stress among journalists: a systematic review. *European Journal of Work and Organizational Psychology,* 25, 751-772.

National Child Traumatic Stress Network and National Center for PTSD (2006). *Psychological first aid: Field operations guide.* 2nd ed.（アメリカ国立子どもトラウマティックストレス・ネットワーク、アメリカ国立 PTSD センター（2011）兵庫県こころのケアセンター（訳）災害時のこころのケア：サイコロジカル・ファーストエイド実施の手引き〔原書第 2 版〕医学書院.）

消防職員の現場活動に係るストレス対策研究会（編）（2003）．消防職員の惨事ストレスの実態と対策の在り方について　（財）地方公務員安全衛生推進協会.

Smith,R.J.,Drevo,S.,& Newman,E.(2018). Covering traumatic news stories: Factors associated with post-traumatic stress disorder among journalists. *Stress and Health,* 34, 218-226.

コラム9　警察における惨事ストレス対策

藤代富広（2013）．警察における惨事ストレス対策　トラウマティック・ストレス, 11, 141-149.

藤代富広（2018）．広域災害により部下が殉職した警察幹部職員の惨事ストレスの検討. 心理臨床学研究, 36, 47-57.

警察庁（2012）．被災地における警察の活動 5 原子力災害への対応　焦点, 281, 17-21. http://www.npa.go.jp/archive/keibi/syouten/syouten281/index.html（2017 年 8 月 1 日）

Wisnivesky,J.P.,Teitelbaum,S.L.,Todd,A.C.,Boffetta,P.,Crane,M.,Crowley,L.,&...Landrigan, P.J.(2011). Persistence of multiple illnesses in World Trade Center rescue and recovery workers: a cohort study. *The Lancet,* 378, 888-897.

索　引

A-Z

ASD（Acute Stress Disorder）　*23, 72*
BCP（Business Continuity Planning）　*1, 133*
CBRN災害　*44, 100*
CIS（Critical Incident Stress）　*10*
DSM-5　*51*
DSM-Ⅲ　*30*
DSM-Ⅳ　*52*
IES-R-J　*77, 140, 161*
PTG（Post Traumatic Growth）　*89*
PTSD（Post Traumatic Stress Disorder）
　23, 24, 72
TRiM　*101, 102*

あ行

愛着理論　*27*
飛鳥井望　*77*
アルコール　*81*
安否を確認　*160*

怒り　*62, 136, 142, 165, 166*
生き残り罪悪感　*139*
石隈利紀　*88*
1次的レジリエンス　*18*
1次被害者　*11*
1次ミーティング　*106, 120, 155*
1.5次被害者　*11*
イラショナル・ビリーフ（irrational belief）　*88*
医療過誤　*159*
陰性気分　*57*
インフォーマル・デブリーフィング　*94*

運動　*86*

オン・サイト・ケア　*100*
御嶽山の噴火　*41*

か行

外傷後成長　*89, 122*

改訂出来事インパクト尺度日本語版　*77*
回避　*61*
解離症状　*57*
解離性健忘　*59*
会話の回避　*61*
覚醒症状　*62*
過剰な驚愕反応　*63*
家族との会話　*92*
家族に対する支援　*117*
家族への情報提供　*146*
活動記録　*142*
活動の回避　*61*
カーディナー（Kardiner, A.）　*27*
加藤寛　*32, 47*
過度の警戒心　*63*
カプラン（Caplan, G.）　*27*
下方比較　*138*
看護職員　*157*
感謝　*144*
感情の発散　*90*
感情表出やケアの抑制　*137*
完全装備・安全確保　*99*
管理職　*69*

拮抗条件付け　*122*
機能の障害　*65*
気持ちの開示　*110*
休暇を付与　*143*
救急隊員　*74*
休憩　*104*
急性期　*71*
急性ストレス障害　*24, 72*
急性ストレス反応　*24, 51, 65*
休息　*82, 113*
9.11アメリカ同時多発テロ事件　*69*
休養　*81, 113*
キューブラー゠ロス（E.Kübler-Ros）　*30*
共感性疲労　*161*
共感的受容　*122*

索引　195

業務多忙　167
緊急時メンタルサポートチーム　118

クッションを置く　148
グリーンバーグ（Greenberg, N.）　66
グループ・ミーティング　119
訓練や教育　98

傾聴訓練　99
限界を自覚　87
健康診断　143, 153
現実感の消失　58
現実感の変容　58
研修　98
現場ケア　100

公僕意識　163
公務災害認定　49, 117
呼吸法　82
こころの専門家　153
子どもの死　38
孤立　60

さ行
災害ボランティア　13, 124
サイコロジカル・ファースト・エイド
　（Psychological First Aid）　151, 152
再体験　55
相模原障害者施設殺傷事件　40
サバイバーズ・ギルト（Survivor's guilt）　139
塹壕神経症　34
惨事ストレス　10
惨事ストレス・デブリーフィング　30
3次被害者　13

シェルショック（shell shock）　34
時間感覚の変容　59
事業継続計画　1, 133
自己解消法　81
事実確認　109
自責感　68, 159
事前教育　97
持続的暴露療法　122
失感情　57

失見当識　56
下園壮太　66
ジャーナリスト　13
シャルコー（Charcot, J.M.）　26
重大事案（significant event）　15, 76
集中困難　63
守秘義務　108
趣味　85
殉職　42, 113, 124
職業的災害救援者　11, 12
食事や水分の補給　104
職場内の支え合い　143
職場内保健師　115
職務ストレス　16
心身症　23
心的外傷後ストレス障害（Post Traumatic Stress
　Disorder, PTSD）　23, 24, 72
侵入症状　52
侵入的記憶　52

睡眠障害　62
ストレス障害（stress disorder）　17
ストレス性の身体症状　23
ストレスの再燃　75
ストレスの累積　74
ストレス反応（stress response, stress reaction）
　15, 16
ストレッサー（stressor）　15, 38

セルフケア　81, 154
遷延化　66
1995年兵庫県南部地震　31
戦争神経症　31, 34
戦闘神経症　34
専門家への受診　115

喪失体験　103
総務職　69
ソーシャル・サポート　103

た行
対処（コーピング）　17
だるまストーブ　94, 99, 111

地下鉄サリン事件　*45*	ファシリテーター　*124*
父親たちの星条旗　*34*	フォローアップ　*114*
遅発性　*68*	複雑性悲嘆（complicated grief）　*26*
注意の減弱　*58*	福島県　*71*
中華航空機の墜落事故　*39*	フラッシュバック　*55*
	フランクル（Frankl, V.E.）　*29*
デフュージング（defusing）　*106*	フロイト（Freud, S.）　*26*
デブリーフィング（debriefing）　*113, 119*	
デモビライゼーション（demobilization）　*105*	ベトナム戦争　*30, 34*
展望や見通しを与える　*143*	
電話相談　*115*	暴力　*158*
	ボウルビィ（Bowlby, J.）　*27*
動作法　*83*	誇り　*154, 168*
東消方式　*106, 120*	堀毛裕子　*152*
トリアージ　*158*	
	ま行
な行	マインドフルネス　*83*
仲間との会話　*94*	マスメディア　*9, 46*
泣く　*90*	麻痺　*60*
	慢性化　*66*
2次的レジリエンス　*18*	慢性期　*71*
2次被害者　*11*	
2次ミーティング　*59, 113*	ミッチェル（Mitchell, J.）　*30*
入浴　*85*	
認知的再体制化　*123*	無力感　*68*
は行	メール相談　*115*
バイスタンダー　*13*	
ハイリスク者　*73*	燃え尽き症候群　*25*
バケツモデル　*16*	
話せる組織風土づくり　*99*	**や行**
パワハラ　*41*	役割葛藤　*160, 163*
バーンアウト（burn out）　*25*	休めなくなる　*63*
阪神・淡路大震災　*31, 47, 68, 69, 159*	
反応性うつ　*25*	夢　*52*
晩発性障害　*44*	
パンフレット　*97*	**ら行**
	理解ある組織風土づくり　*123*
被害者　*11*	リスク・アセスメント　*102*
東日本大震災　*32, 69*	リスク評価　*102*
引き継ぎ支援　*105*	リフトン（Lifton, R.J.）　*29, 139*
非合理な信念　*88*	リラクセーション　*82*
非常事態ストレス　*10*	臨界事態ストレス　*10*
日々の喜び　*91*	臨床動作法　*83, 153*

索引　*197*

リンデマン（Lindemann, E.）　*27*

累積ストレス　*74*

レクリエーション　*85*
レジリエンス（resilience）　*18*

ロジスティックス　*152*

わ行
忘れられない　*87*
笑う　*90*

■著者紹介

松井　豊（まつい・ゆたか）

筑波大学名誉教授。
現在は、筑波大学「働く人への心理支援開発研究センター」主幹研究員。
文学博士（東京都立大学）。
東京都立大学人文科学研究科博士課程修了。
専門は、社会心理学（対人関係、惨事ストレスなど）。
主要著書として『改訂新版　心理学論文の書き方──卒業論文や修士論文を書くために』（河出書房新社）、『看護職員の惨事ストレスとケア─災害・暴力から心を守る─』（編著、朝倉書店）、『社会と人間関係の心理学』（共著、岩波書店）、『悲嘆の心理』（編、サイエンス社）、『恋ごころの科学』（サイエンス社）など多数。

惨事ストレスとは何か──救援者の心を守るために

2019年10月30日　初版発行
2024年12月30日　6刷発行

著　者　松井　豊
発行者　小野寺優
発行所　株式会社河出書房新社

〒162-8544　東京都新宿区東五軒町2-13
電話　03-3404-1201（営業）　03-3404-8611（編集）
https://www.kawade.co.jp/

装幀　石山ナオキ
組版　株式会社ステラ
印刷　モリモト印刷株式会社
製本　小泉製本株式会社

Printed in Japan
ISBN978-4-309-24931-5

落丁本・乱丁本はお取り替えいたします。
本書のコピー、スキャン、デジタル化等の無断複製は著作権法上での例外を除き禁じられています。本書を代行業者等の第三者に依頼してスキャンやデジタル化することは、いかなる場合も著作権法違反となります。